超高危动脉粥样硬化性心血管疾病患者

心血管疾病患者

血脂管理病例解析

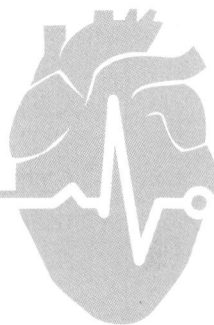

主　编　韩雅玲

副主编　马颖艳　翟光耀　张　波　梁振洋

人民卫生出版社

·北　京·

图书在版编目（CIP）数据

超高危动脉粥样硬化性心血管疾病患者血脂管理病例解析 / 韩雅玲主编. -- 北京：人民卫生出版社，2025.5. -- ISBN 978-7-117-37872-7

Ⅰ. R543.5；R589.2

中国国家版本馆 CIP 数据核字第 2025CJ4861 号

人卫智网	www.ipmph.com	医学教育、学术、考试、健康，购书智慧智能综合服务平台
人卫官网	www.pmph.com	人卫官方资讯发布平台

超高危动脉粥样硬化性心血管疾病患者血脂管理病例解析
Chaogaowei Dongmai Zhouyang Yinghuaxing Xinxueguan
Jibing Huanzhe Xuezhi Guanli Bingli Jiexi

主　　编：韩雅玲
出版发行：人民卫生出版社（中继线 010-59780011）
地　　址：北京市朝阳区潘家园南里 19 号
邮　　编：100021
E - mail：pmph @ pmph.com
购书热线：010-59787592　010-59787584　010-65264830
印　　刷：北京盛通印刷股份有限公司
经　　销：新华书店
开　　本：787 × 1092　1/16　印张：10
字　　数：237 千字
版　　次：2025 年 5 月第 1 版
印　　次：2025 年 5 月第 1 次印刷
标准书号：ISBN 978-7-117-37872-7
定　　价：90.00 元

打击盗版举报电话：010-59787491　E-mail：WQ @ pmph.com
质量问题联系电话：010-59787234　E-mail：zhiliang @ pmph.com
数字融合服务电话：4001118166　E-mail：zengzhi @ pmph.com

编　者（按姓氏笔画排序）

马登峰	北京大学第一医院太原医院	张　磊	中国人民解放军北部战区总医院
马颖艳	中国人民解放军北部战区总医院	张　磊	河南中医药大学第一附属医院
王　澈	阜外华中心血管病医院	张宇晨	首都医科大学附属北京安贞医院
王齐齐	浙江大学医学院附属第一医院	张新忠	中国医科大学附属盛京医院
王徐乐	郑州大学第一附属医院	陈红兵	中山大学附属第一医院
王效增	中国人民解放军北部战区总医院	武佳科	中国医科大学附属盛京医院
支继新	哈尔滨医科大学附属第四医院	荆全民	中国人民解放军北部战区总医院
司道远	吉林大学白求恩第三医院	南　楠	首都医科大学附属北京安贞医院
母雪飞	中国人民解放军北部战区总医院	柳　浩	大连医科大学附属第一医院
任　媛	中国医科大学附属第一医院	禹海文	郑州大学第一附属医院
刘美丽	中国人民解放军北部战区总医院	钱晓东	苏州大学附属第一医院
关绍义	中国人民解放军北部战区总医院	徐建强	天津市第一中心医院
孙　辉	济宁市第一人民医院	高雪梅	天津市人民医院
李　娜	中国人民解放军北部战区总医院	崔蕴文	新疆医科大学第一附属医院
李子琪	中国人民解放军北部战区总医院	梁振洋	中国人民解放军北部战区总医院
李翔华	国药同煤总医院	蒋洪强	临沂市人民医院
邹　麓	中国医科大学附属第一医院	韩雅玲	中国人民解放军北部战区总医院
汪雁博	河北医科大学第二医院	程　晔	厦门大学附属心血管病医院
张　波	大连医科大学附属第一医院	翟光耀	首都医科大学附属北京潞河医院

主编简介

韩雅玲　中国工程院院士，专业技术少将，主任医师，博士研究生导师。现任中国人民解放军北部战区总医院全军心血管病研究所所长兼心血管内科主任，寒地心血管病全国重点实验室副主任，急危重症救治全军重点实验室主任。兼任中华医学会心血管病学分会主任委员，中国医师协会全科医师心血管诊疗能力提升工作委员会主任委员，《中华心血管病杂志》《临床军医杂志》、Cardiology Discovery 总编辑，Circulation 及 European Heart Journal 编委等学术职务。

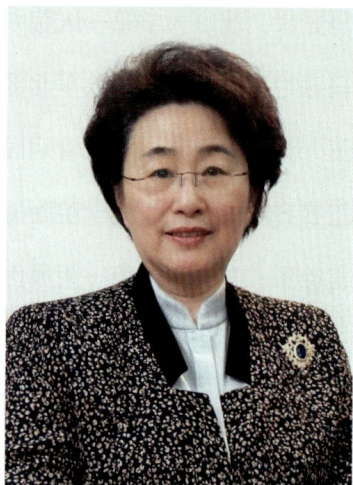

从事复杂危重冠心病的临床、教学、研究一线工作近 50 年，在复杂危重冠心病介入治疗及抗血栓治疗等方面具有丰富临床经验，完成了大量开创性研究，显著降低了危重冠心病的病死率。曾主持国内外多中心临床研究 79 项，在 Lancet、JAMA 等国际期刊发表。兼任上海交通大学、吉林大学、华中科技大学等高等院校的硕 / 博士研究生导师，培养研究生 240 余人。

主持国家自然科学重点基金、国家"重大新药创制"创新药物研究课题、科技部"十二五""十三五"及"十四五"慢病重点专项、军委科技委 173 项目、军委后保部后勤科研重点项目等 30 余项科研项目。以第一完成人获国家科学技术进步奖二等奖 2 项、军队及省级科学技术进步奖一等奖 5 项以及何梁何利基金科学与技术奖、辽宁省科学技术最高奖。连续 4 年被评为爱思唯尔（Elsevier）"中国高被引学者"。以第一 / 通信作者在 Lancet、JAMA、JACC、Circulation 等 SCI 收录期刊发表论文 260 余篇。主编国家卫生健康委员会规划教材及中国医师协会指导用书 3 部。获授权国际（美国）发明专利 3 项、国家发明专利 25 项，其中完成成果转化 1 项。曾牵头发表 57 篇行业指南 / 共识 / 建议。曾获全国优秀科技工作者、全国三八红旗手、全国创新争先奖、全军杰出专业技术人才奖、军队干部保健工作突出贡献者及高层次科技创新领军人才、"发明创业奖·人物奖"特等奖并被授予"当代发明家"等荣誉。荣立一等功、二等功各 1 次，是中国共产党第十六次全国代表大会和第十一届至第十三届全国政协委员。

前 言

2024 年 8 月，国家心血管病中心发布了《中国心血管健康与疾病报告 2023》。报告指出，自 1990 年以来，我国多种心血管疾病的住院死亡率下降，在解决心血管疾病"救治难"的问题上已经取得了长足的进步。但由于我国有心血管疾病（CVD）危险因素的人群巨大，人口老龄化加速，我国心血管疾病患病率仍处于持续上升阶段，推算心血管疾病现患人数高达 3.3 亿人。为促进"以治病为中心"向"以人民健康为中心"转变，提高人民健康水平，国家相继发布《"健康中国 2030"规划纲要》和《健康中国行动（2019—2030 年）》，以"大卫生、大健康"为理念，坚持预防为主、防治结合的原则，全面推进健康促进工作，助力构建更加完善的全民健康体系。

血脂管理是预防和控制心血管疾病的重要措施之一。中国血脂管理指南修订联合专家委员会也于 2023 年完善并发布了《中国血脂管理指南》，为广大医生和患者提供了关于如何控制血脂水平的科学指导。其中，超高危动脉粥样硬化性心血管疾病患者面临着巨大的生命健康风险和疾病负担，严重影响患者的生活质量和预期寿命，这类患者需要更加规范的诊疗和血脂管理。

在我国心血管界奋战在临床一线的各位同道的大力支持和积极参与下，《超高危动脉粥样硬化性心血管疾病患者血脂管理病例解析》收集汇总了近 40 位国内心血管疾病专家诊治超高危动脉粥样硬化性心血管疾病的宝贵经验，每一位参与者都付出了巨大的努力。全书共收集 32 个典型病例，囊括了家族性高胆固醇血症、急性冠状动脉综合征、慢性冠状动脉综合征等常见病的诊疗规范及血脂管理策略等，具有内容覆盖广、可读性强、实用价值高三大特点，是一部心血管病学专家临床诊治经验方法的精粹汇编。

我非常感谢本书的各位编者，你们为本书提供了宝贵的知识和丰富的经验，使本书内容更加全面、教育意义更大。因编撰时间仓促，若有不足之处，敬请读者们不吝赐教。我们也会继续砥砺前行，不断提高自己的专业水平，以便为广大心血管病学同道提供更优秀的著作。让我们共同期待这本书能够成为指导临床实践、促进医学发展的重要资源。衷心希望全国心血管病学同道真抓实干、奋发有为，不断提高心血管病防治能力，早日实现健康中国的愿景。目前是实施国家"十四五"规划的关键之年，也是全面推行健康中国行动的攻坚之年，让我们携手同心，共同守护患者健康，为中国心血管领域的学术进步与发展贡献智慧和力量。

韩雅玲

2025 年 4 月

目　录

家族性高胆固醇血症合并全身动脉粥样硬化治疗

摘要

　　53 岁男性患者，因"活动后胸闷半年余，加重半个月"入院，入院后查低密度脂蛋白胆固醇（LDL-C）15.37mmol/L；超声心动图提示升主动脉根部细窄（考虑由动脉粥样硬化斑块导致）。入院后，联合前蛋白转化酶枯草溶菌素 9 抑制剂（PCSK9i）进行强化降脂治疗，并行左前降支（LAD）、右冠状动脉（RCA）支架植入术和左回旋支（LCX）药物涂层球囊扩张术。基因检测结果提示为纯合子型家族性高胆固醇血症（HoFH）。出院后继续强化降脂治疗，复查 LDL-C，最低降至 10.08mmol/L，降幅约 30%，LDL-C 降低幅度与同类型患者临床研究结果一致。该病例提示，对于 HoFH 患者，在标准降脂方案的基础上联用 PCSK9i，有助于患者 LDL-C 水平的降低，降低其再次发生事件的风险。

　　患者男性，53 岁，以"活动后胸闷半年余，加重半个月"为主诉入院。既往有高血压（最高血压达 180/99mmHg）、陈旧性脑梗死，否认糖尿病等其他慢性病病史。吸烟 30 余年，平均 1 包/d；偶尔饮酒。自述其父、母、兄均曾诊断为高血脂、冠心病，未见具体资料。

　　体格检查：体温 36.3℃，脉搏 63 次/min，呼吸 20 次/min，血压 127/59mmHg。神志清楚，精神可。双肺呼吸音清晰，双肺无干、湿啰音。心界左下扩大，心率 63 次/min，律齐，未闻及额外心音，主动脉听诊区可闻及（2~3）/6 级收缩期杂音。腹软，无压痛、反跳痛，双下肢无水肿。入院查体发现眼睑部明显黄色瘤形成。

　　实验室检查：血、尿常规及肝肾功能正常；血生化检查显示甘油三酯（TG）1.30mmol/L，总胆固醇（TC）20.24mmol/L，高密度脂蛋白胆固醇（HDL-C）1.31mmol/L，低密度脂蛋白胆固醇（LDL-C）15.37mmol/L，载脂蛋白 B 4.93g/L；同型半胱氨酸（Hcy）20.00μmol/L；肌钙蛋白阴性，N 端-B 型钠尿肽前体（NT-proBNP）测定 1 913pg/ml。

　　超声心动图：左心房内径（LA）42mm↑，左心室舒张末期内径（LVEDD）57mm↑，射血分数（EF）68%。二尖瓣轻度狭窄合并轻度反流，主动脉瓣轻度狭窄合并轻度反流，左心室壁节段性运动异常，左心扩大；升主动脉根部细窄（考虑由动脉粥样硬化斑块导致），左心室整体收缩功能正常。

　　结合病史、体格检查及辅助检查结果，初步诊断为：胸闷待查、可疑冠心病观察、心脏瓣膜病，二尖瓣关闭不全（轻度），主动脉瓣关闭不全（轻度），心脏扩大（左心），心功能Ⅰ级；高胆固醇血症，疑似家族性高胆固醇血症；高血压3级（极高危）；陈旧性脑梗死。

入院后调整调脂治疗策略为瑞舒伐他汀20mg、1次/d+海博麦布10mg、1次/d+依洛尤单抗140mg、1次/2周。行冠状动脉造影，结果提示左前降支（LAD）全程弥漫性病变，最重90%狭窄；左回旋支（LCX）近至中段弥漫性病变，最重90%狭窄，可见L-R侧支；右冠状动脉（RCA）近段完全闭塞。行LAD、RCA支架植入术，行LCX药物涂层球囊扩张术（图1-1，图1-2）。

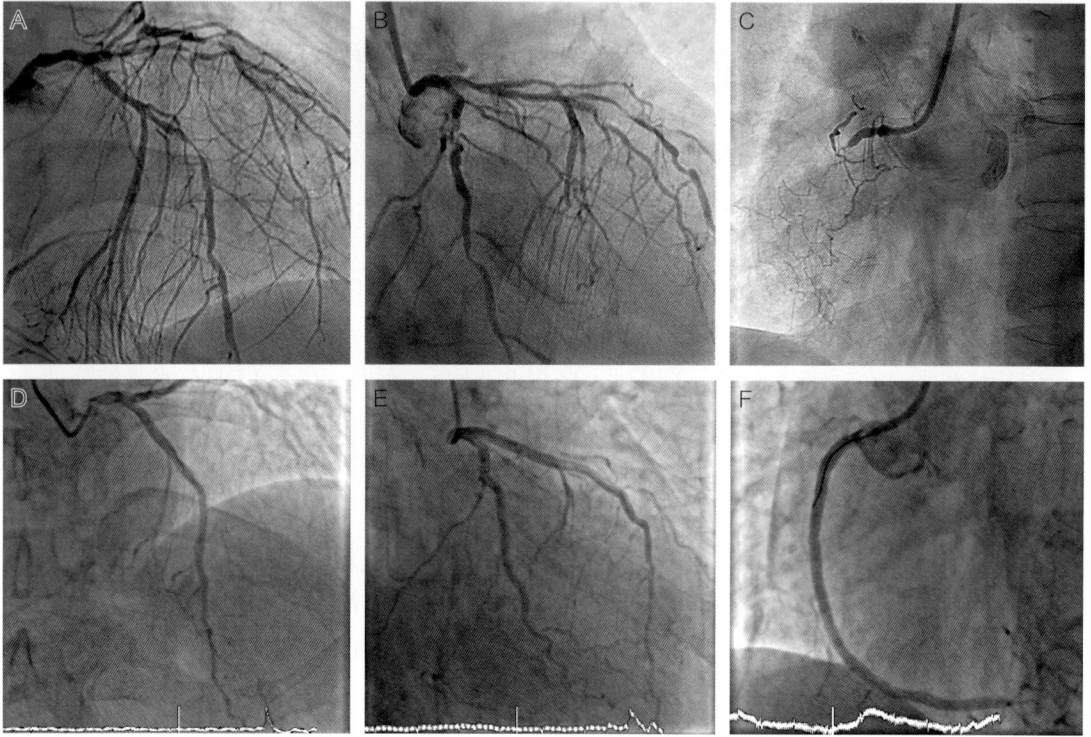

图1-1　左前降支（LAD）、左回旋支（LCX）和右冠状动脉（RCA）术前与术后比较
A~C. LAD、LCX和RCA术前；D~F. LAD、LCX和RCA术后。

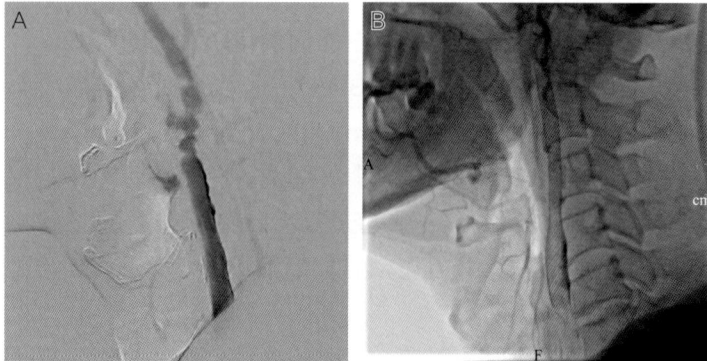

图1-2　右颈总动脉-右颈内动脉术前（A）与术后（B）变化

出院时无胸闷发作；血压较前降低，波动于（120～145）/（75～85）mmHg；无头晕、头痛；继续双联抗血小板、抗高血压、抗心力衰竭和调脂治疗。调脂策略更改为瑞舒伐他汀20mg、1次/晚+海博麦布10mg、1次/d+依洛尤单抗420mg、1次/晨。根据患者的体征，怀疑其为家族性高胆固醇血症（familial hypercholesterolemia，FH），建议进行基因检测，检出1个FH相关基因突变位点，为纯合致病突变。出院后4个月、6个月、10个月复查血脂，LDL-C最低降至10.08mmol/L，降幅约30%，因患者出现肝损伤，减量瑞舒伐他汀后加用普罗布考500mg、2次/d，后续随访LDL-C维持在10mmol/L左右。

出院约1年后，因LDL-C维持在10mmol/L水平，动脉粥样硬化程度进展，再次行腹主动脉支架植入手术（图1-3）。

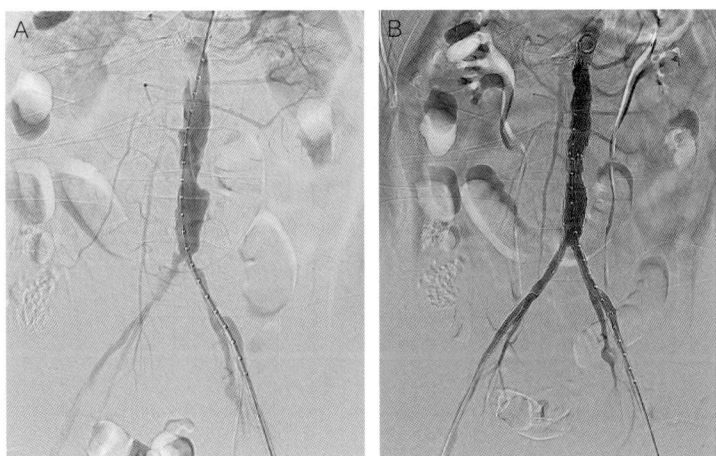

图1-3　腹主动脉支架植入术前（A）与术后（B）变化

【讨论与总结】

患者系中年男性，基线LDL-C水平极高，伴全身动脉粥样硬化病变，基因检测提示为纯合子型家族性高胆固醇血症，属超高危动脉粥样硬化性心血管疾病（ASCVD）患者。手术未能解决全部血管病变。按照指南推荐，超高危ASCVD患者的LDL-C应控制至1.4mmol/L以下且降幅达50%以上[1]。针对超高危的ASCVD人群，且基线血脂水平高者，根据指南建议，可直接启用前蛋白转化酶枯草溶菌素9抑制剂（PCSK9i）联合他汀类药物治疗，迅速降低血脂水平，该患者联用PCSK9i后LDL-C水平显著下降，虽仍未达标，但LDL-C降幅与既往相同人群的临床研究结果相似[2]，符合临床预期。

因该患者的LDL-C水平仍未达标，必要时可考虑进行血浆置换或肝移植[3]，也期待针对HoFH降脂治疗的新型降脂药物依维苏单抗（evinacumab）的临床应用[4]，以进一步降低LDL-C水平，延缓动脉粥样硬化斑块的进展，降低心血管事件发生风险。

（程晔）

参考文献

[1]　中华医学会心血管病学分会动脉粥样硬化与冠心病学组，中华心血管病杂志编辑委员会. 超高危动脉粥样硬化性心血管疾病患者血脂管理中国专家共识 [J]. 中华心血管病杂志，2020，48（4）：280-286.

[2]　RAAL F J, HONARPOUR N, BLOM D J, et al. Inhibition of PCSK9 with evolocumab in homozygous familial hypercholesterolaemia (TESLA Part B): a randomised, double-blind, placebo-controlled trial[J]. Lancet, 2015, 385(9965): 341-350.

[3]　中华医学会心血管病学分会动脉粥样硬化及冠心病学组，中华心血管病杂志编辑委员会. 家族性高胆固醇血症筛查与诊治中国专家共识 [J]. 中华心血管病杂志，2018，46（2）：99-103.

[4]　Food and Drug Administration. FDA approves add-on therapy for patients with genetic form of severely high cholesterol[EB/OL]. (2021-11-02) [2025-02-26]. https://www.fda.gov/drugs/news-events-human-drugs/fda-approves-add-therapy-patients-genetic-form-severely-high-cholesterol-0.

病例 2

家族性高胆固醇血症致青年心肌梗死

摘要

27 岁男性患者，因"突发胸痛 4 小时"于 2019 年 6 月 23 日入院。血生化检查显示 LDL-C 6.27mmol/L；血压 150/95mmHg，无吸烟史，有家族性高胆固醇血症。诊断为急性广泛前壁心肌梗死、Killip I 级、高脂血症。冠状动脉造影检查提示 RCA 细小，斑块浸润；LCX 发达，血流通畅，斑块浸润；LAD 近段重度狭窄，次全闭塞。考虑 LAD 为罪犯血管，遂对 LAD 行介入治疗。予依折麦布联合依洛尤单抗强化降脂治疗，1 周后复查 LDL-C 为 2.38mmol/L；出院继续原降脂方案。3 个月后复查血脂 LDL-C 为 1.4mmol/L，改用他汀类药物联合依洛尤单抗降脂治疗。2020 年 5 月 20 日复查 LDL-C 为 1.11mmol/L，之后 LDL-C 水平一直维持在 1.4mmol/L 以下。2021 年 12 月 22 日患者自述减少依洛尤单抗剂量为每月 1 针，LDL-C 水平为 3.17mmol/L，叮嘱其不可随意减量，须将 LDL-C 持续维持在 1.4mmol/L 以下。2022 年 7 月 12 日再次复查 LDL-C 为 1.4mmol/L；2022 年 7 月 18 日复查超声心动图显示心肌肥厚消退。2022 年 7 月 25 日复查冠状动脉造影显示 RCA 无进展；LAD 支架通畅，未见明显再狭窄；LCX 未见明显狭窄。本病例提示，将 LDL-C 水平长期维持在指南推荐的靶目标水平，可以改善 HoFH 患者的预后。

患者男性，27 岁，因"突发胸痛 4 小时"于 2019 年 6 月 23 日入院。入院 4 小时前打篮球时感胸痛，剧烈且持续，伴大汗淋漓，面色苍白。立即至当地医院查心电图，提示 $V_1 \sim V_6$、I、aVL 导联 ST 段抬高，测心肌肌钙蛋白 I（cTnI）为 0.59pg/ml（参考范围：$0 \sim 0.08$pg/ml），考虑为急性广泛前壁心肌梗死，行急诊经皮冠状动脉介入治疗（PCI）。血生化结果显示 LDL-C 6.27mmol/L，血压 150/95mmHg。既往有高脂血症病史，未正规治疗。不吸烟。母亲患高胆固醇血症；外祖父有脑梗死病史，发病年龄为 54 岁。

体格检查：神志清，痛苦面容。颈静脉无怒张，肝颈静脉回流征阴性。双肺呼吸音清，未闻及明显干、湿啰音。心率 80 次/min，律齐，各瓣膜区未闻及病理性杂音。

结合病史、体格检查及辅助检查结果，诊断为急性广泛前壁心肌梗死、Killip I 级、高脂血症。冠状动脉造影检查显示 RCA 细小，斑块浸润；LCX 发达，血流通畅，斑块浸润；LAD 近段重度狭窄，次全闭塞（图 2-1）。

手术计划及实施：结合症状、心电图和冠状动脉造影的结果，考虑 LAD 为罪犯血管，

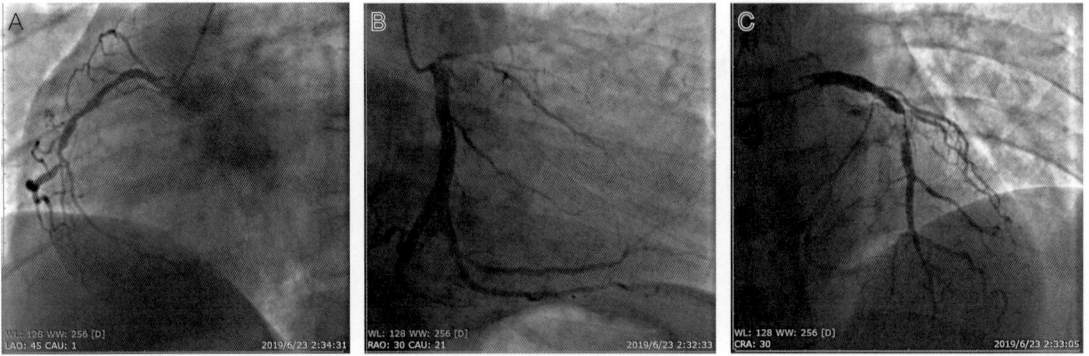

图 2-1 冠状动脉造影检查

A. 右冠状动脉细小，斑块浸润；B. 左回旋支发达，血流通畅，斑块浸润；C. 左前降支近段重度狭窄，次全闭塞。

对 LAD 行介入治疗。

复查冠状动脉造影，结果见图 2-2。

用药方案：依折麦布 10mg、1 次 / d，依洛尤单抗 140mg、1 次 / 2 周皮下注射。

2019 年 6 月 30 日复查血脂显示 LDL-C 2.38mmol/L，出院继续原降脂方案。于 2019 年 10 月 18 日复查血脂，LDL-C 降至 1.4mmol/L，调整用药方案为依洛尤单抗 140mg、1 次 / 2 周皮下注射，瑞舒伐他汀 10mg、1 次 / 晚。后续随访 LDL-C 水平保持平稳。

直至 2021 年 12 月 22 日复查血脂，LDL-C 3.17mmol/L，患者自诉减少依洛尤单抗剂量为每月 1 针，叮嘱其不可随意减量，须将 LDL-C 持续维持在 1.4mmol/L 以下。

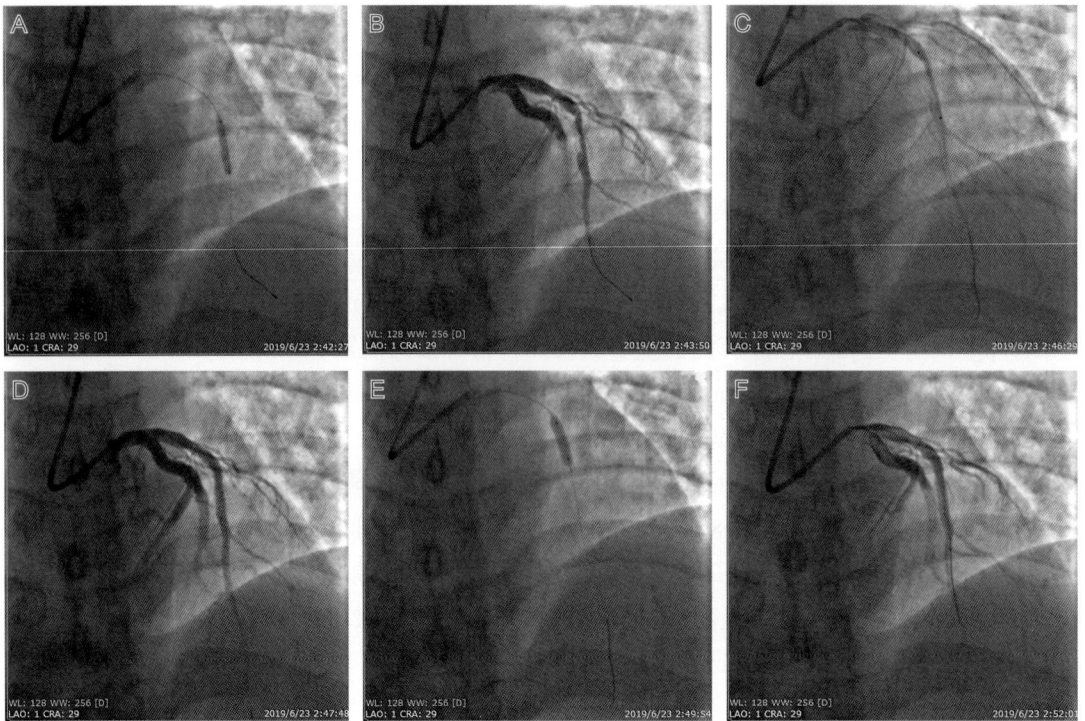

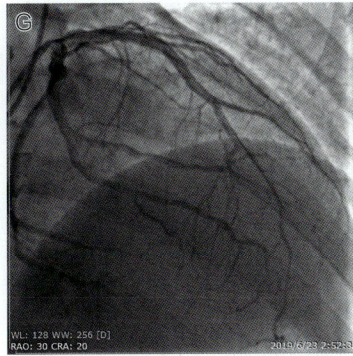

图 2-2 复查冠状动脉造影

A. 2.75mm×20mm 预扩张左前降支病变处；B. 球囊扩张后血流恢复 TIMI 3 级，但仍残余显著狭窄，再次闭塞的风险高，遂决定行支架植入；C. 3.5mm×24mm 药物洗脱支架到位；D. 14atm×10s 释放支架后，复查造影，支架内可见残余狭窄；E. 3.5mm×15mm 高压球囊扩张支架内，（14～20）atm×10s；F、G. 最终结果，支架通畅，未见明显残余狭窄。

恢复原用药方案，2022 年 7 月 12 日再次复查血脂，LDL-C 1.4mmol/L。

2022 年 7 月 18 日复查超声心动图：LA 40mm，LVEDD 56mm，室间隔厚度（IVS）8mm，左心室后壁厚度（LVPW）8mm，EF 49%。前壁、前间隔中段以及前壁、室间隔心尖段室壁变薄，回声增强，活动幅度减弱，心尖部向外膨出，余室壁活动稍增强（图 2-3）。心肌肥厚消退。

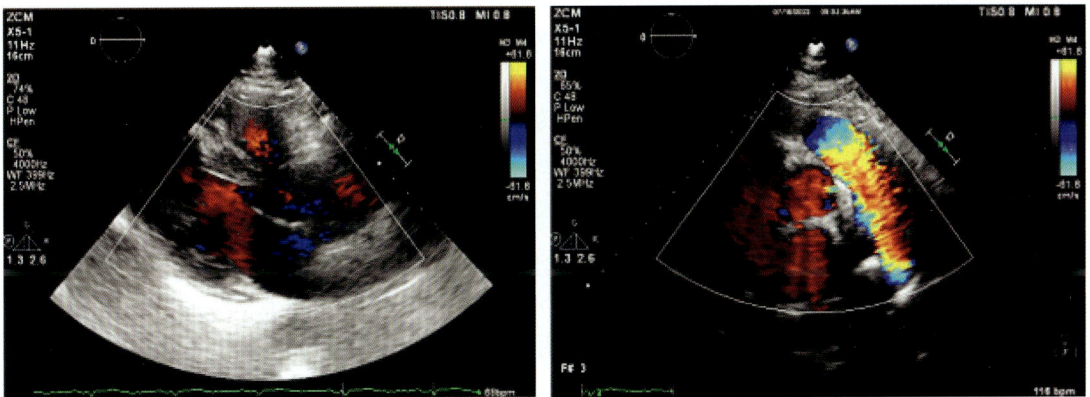

图 2-3 复查超声心动图

2022 年 7 月 25 日复查冠状动脉造影，结果显示 RCA 无进展；LAD 支架通畅，未见明显再狭窄；LCX 未见明显狭窄（图 2-4）。

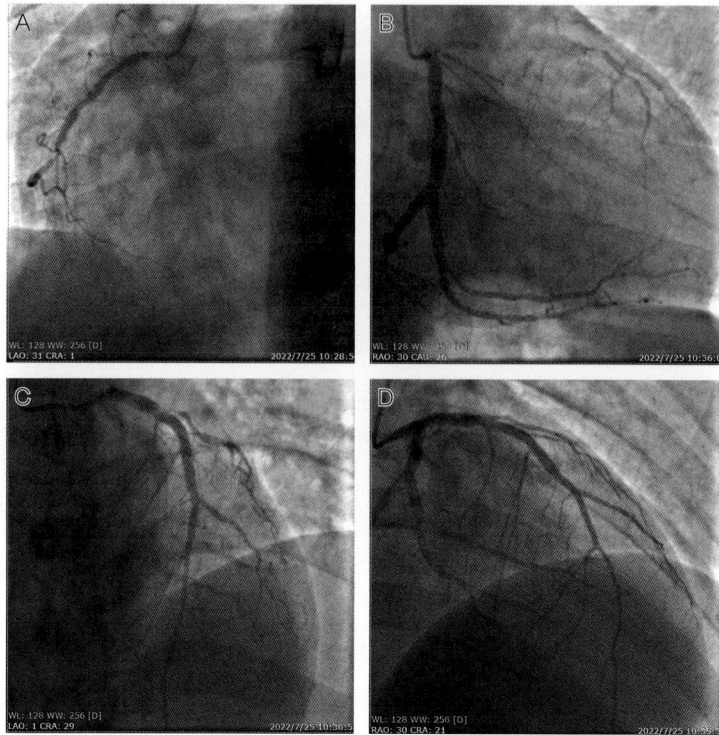

图 2-4　再次复查冠状动脉造影
A. 右冠状动脉未见进展；B. 左回旋支通畅；C、D. 左前降支通畅，未见明显狭窄。

【讨论与总结】

　　患者系青年男性，早发冠心病，确诊为 ST 段抬高型心肌梗死（STEMI），行急诊 PCI。患者早发冠心病的主要危险因素为高胆固醇血症，因此降脂治疗对患者极为重要，可以想象若 LDL-C 不能有效控制，未来再发心肌梗死或者再次血运重建的风险是很高的。

　　根据 2020 年《超高危动脉粥样硬化性心血管疾病患者血脂管理中国专家共识》对超高危患者的定义[1]，该患者为超高危 ASCVD 患者，LDL-C 的目标值为 1.4mmol/L 以下。患者基线 LDL-C 6.27mmol/L，且谷丙转氨酶（ALT）偏高，不耐受他汀类药物，因此联合依折麦布和依洛尤单抗降脂治疗，随访结果证实该方案安全、有效。患者减少依洛尤单抗的剂量，拉长用药间隔为每月 1 次，即便加用瑞舒伐他汀，LDL-C 仍未能控制，证明对于家族性高胆固醇血症患者，应用他汀类药物治疗难以达标，且依洛尤单抗不可随意减量。

　　术后 3 年随访造影，患者血管病变控制良好，未见明显进展。由此可见，他汀类药物联合依洛尤单抗的强化降脂方案可有效控制家族性高胆固醇血症患者的血管病变进展。

（钱晓东）

参考文献 ————————————————————————————

[1] 中华医学会心血管病学分会动脉粥样硬化与冠心病学组，中华心血管病杂志编辑委员会. 超高危动脉粥样硬化性心血管疾病患者血脂管理中国专家共识 [J]. 中华心血管病杂志，2020，48（4）：280-286.

病例 **3**

他汀类药物过敏，依洛尤单抗有效逆转斑块

摘要

　　48 岁男性患者，因"间歇性胸闷、气短 9 个月，加重伴胸痛 10 天"入院，入院后查心肌酶正常，TC 5.94mmol/L，LDL-C 3.59mmol/L，TG 4.88mmol/L，超声心动图显示 LVEDD 54mm，EF 51%，左心室及心尖部收缩运动减弱，未见明显室壁瘤，考虑不稳定型心绞痛。行冠状动脉造影检查见 LAD 近段 100% 闭塞，血流 TIMI 0 级，RCA 近段 80% 狭窄伴溃疡斑块影，RCA 向 LAD 发出 2 级侧支循环，于双冠状动脉对侧造影辅助下正向开通 LAD 近段闭塞性病变并植入 2.75mm×33mm 支架 1 枚。术后强化抗栓治疗的同时，因服用瑞舒伐他汀出现皮疹，故启动依洛尤单抗强化降脂治疗。1 个月后 LDL-C 降至 0.98mmol/L，1 年后复查冠状动脉造影显示 LAD 近段支架通畅，无再狭窄，RCA 近段轻度狭窄（较 1 年前明显减轻），溃疡斑块消失，提示斑块稳定，同时 LDL-C 降至 0.87mmol/L。本病例未再次介入治疗，其治疗过程进一步验证了依洛尤单抗在强化降脂的同时还具有稳定和逆转斑块的疗效，因此为动脉粥样硬化性心血管疾病患者提供了个体化治疗的新选择。

　　患者男性，48 岁，主诉"间歇性胸闷、气短 9 个月，加重伴胸痛 10 天"。自 2019 年 2 月无诱因出现胸闷、气短，无明显胸痛等，未予诊治；8 月 11 日于外院行冠状动脉 CT 血管造影（CTA）提示"LAD 近中段 50%～60% 狭窄伴非钙化斑块，LCX 及 RCA 大致正常"，开始服用"阿司匹林、氯吡格雷、阿托伐他汀"等药物后 3 天，出现周身红疹（以双下肢及腹部为重），遂立即停用全部药物后红疹消退，自行选用"中药汤剂"治疗冠心病，但胸闷、气短症状无改善并渐进性加重。近 10 天来，出现上述症状加重伴胸痛，每次发作持续约 10 分钟，经休息或含服"硝酸异山梨酯片"后方可缓解，于我院查冠状动脉 CTA 提示"LAD 近中段管腔狭窄约 95%，RCA 近段中度狭窄"，为进一步诊治于 2019 年 11 月 25 日入院。既往有高血压病史 3 年余，最高达 160/100mmHg，间断服用氨氯地平；糖尿病病史 9 个月，未服用药物。吸烟 20 余年，20 支/d；偶尔饮酒。舅舅患糖尿病，母亲因肾衰竭去世，父亲体健。

　　体格检查：身高 174cm，体重 89kg，体重指数（BMI）29.4kg/m²，血压正常，心、肺未见明显异常。

　　辅助检查：入院心电图提示前壁导联 ST-T 改变；肌钙蛋白 T（TnT）、肌酸激酶（CK）、

肌酸激酶同工酶（CK-MB）正常；TC 5.94mmol/L，LDL-C 3.59mmol/L，TG 4.88mmol/L；空腹血糖 7.8mmol/L；超声心动图显示 LVEDD 54mm，EF 51%，左心室及心尖部收缩运动减弱，未见明显室壁瘤；冠状动脉 CT 血管造影见图 3-1。

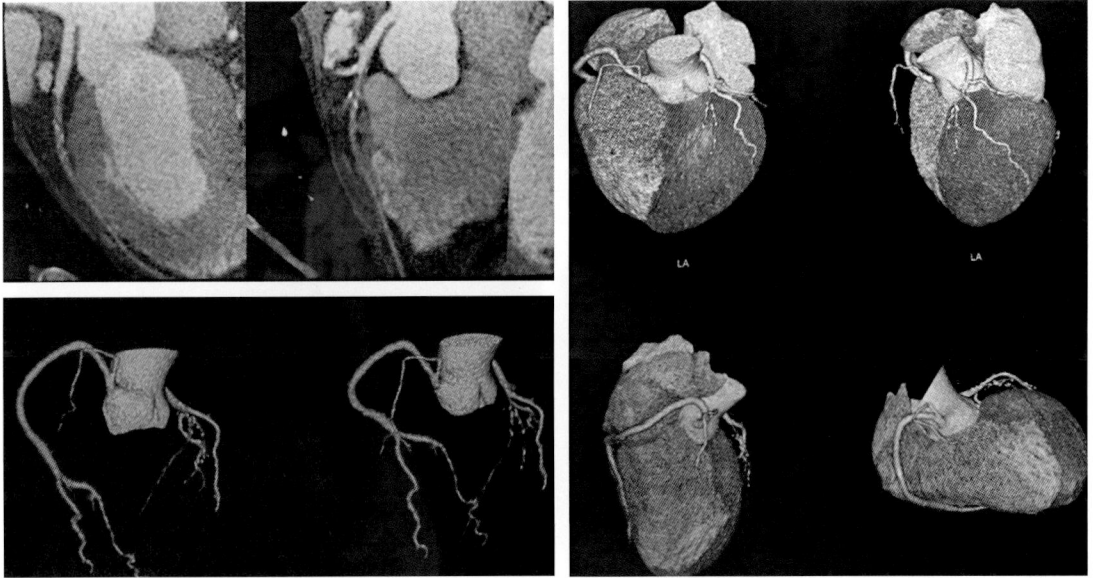

图 3-1　冠状动脉 CT 血管造影

结合病史、体格检查及辅助检查结果，初步诊断为冠心病（不稳定型，心功能 1 级）、高血压 2 级、2 型糖尿病、高脂血症。考虑患者过敏史，入院给予替格瑞洛 90mg、2 次/d 口服，西洛他唑 50mg、2 次/d 口服，瑞舒伐他汀 10mg、1 次/d 口服，美托洛尔 12.5mg、2 次/d 口服，苯磺酸氨氯地平 5mg、1 次/d 口服等，于 11 月 27 日行冠状动脉造影显示左主干（LM）正常，LAD 近段 100% 闭塞，血流 TIMI 0 级，第一对角支（D_1）开口部 50% 狭窄（图 3-2）；LCX 远段 40% 狭窄；RCA 近段 80% 狭窄伴溃疡斑块影，RCA 向 LAD 发出 2 级侧支循环。PCI：于双冠状动脉对侧造影辅助下正向开通 LAD 近段闭塞性病变，LAD 近段植入 2.75mm×33mm 支架 1 枚（图 3-3）。

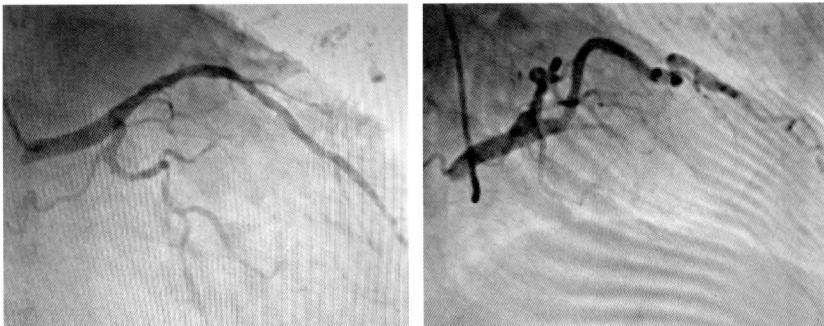

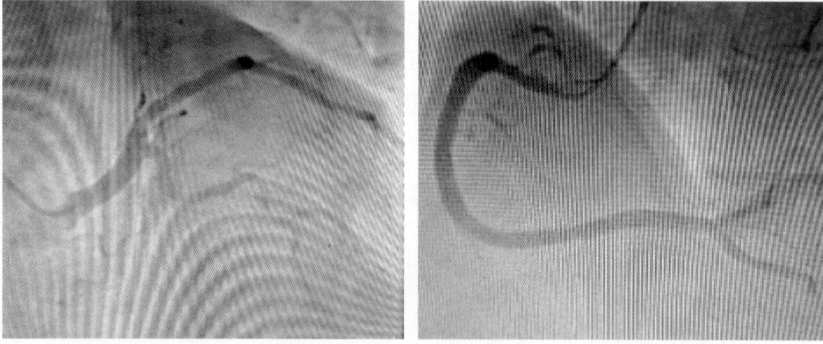

图 3-2 冠状动脉造影

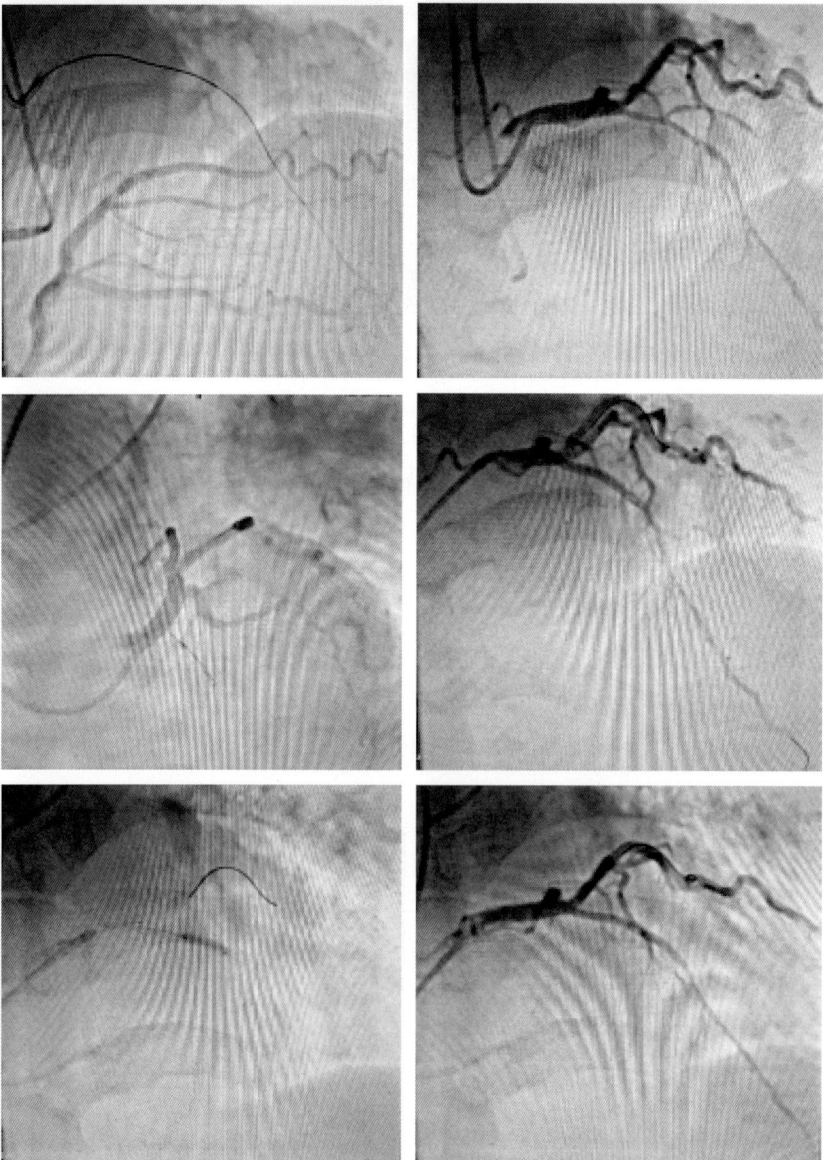

图 3-3 行 PCI

术后继续给予替格瑞洛 90mg、2 次 /d 口服，西洛他唑 50mg、2 次 /d 口服；补液 500ml，注意心功能；根据 2019 年欧洲心脏病学会（ESC）/欧洲动脉粥样硬化学会（EAS）血脂异常管理指南推荐：强化降脂 LDL-C≤1.0mmol/L［≥2 次主要不良心脑血管事件（MACCE）］，继续瑞舒伐他汀 10mg、1 次 /d 口服，同时加用依折麦布 10mg、1 次 / 晚口服。

嘱其出院规律作息，低盐低脂饮食，适当运动，减轻体重，避免剧烈运动、过度劳累，继续药物治疗：①抗血小板聚集（替格瑞洛 90mg、2 次 /d 口服，西洛他唑 50mg、2 次 /d 口服），降低心率及心肌耗氧，控制血糖、血压；②强化降脂、稳定斑块：瑞舒伐他汀 10mg、1 次 /d 口服，依折麦布 10mg、1 次 / 晚口服。建议出院后首次 2～4 周复查、之后 1～3 个月复查肝功能及血脂。同时 1 个月后再次入院复查冠状动脉造影，必要时行 RCA 介入治疗。

出院 10 天后，患者再次出现皮疹。继续给予双联抗血小板治疗（西洛他唑 + 替格瑞洛）以及氨氯地平，停用瑞舒伐他汀钙片 3 天后，皮疹消散（图 3-4），考虑皮疹为"他汀类药物"引起，故降脂策略改为依洛尤单抗皮下注射 1 次、2 周 1 次，依折麦布 10mg、1 次 / 晚口服，1 个月后 LDL-C 降至 0.98mmol/L。

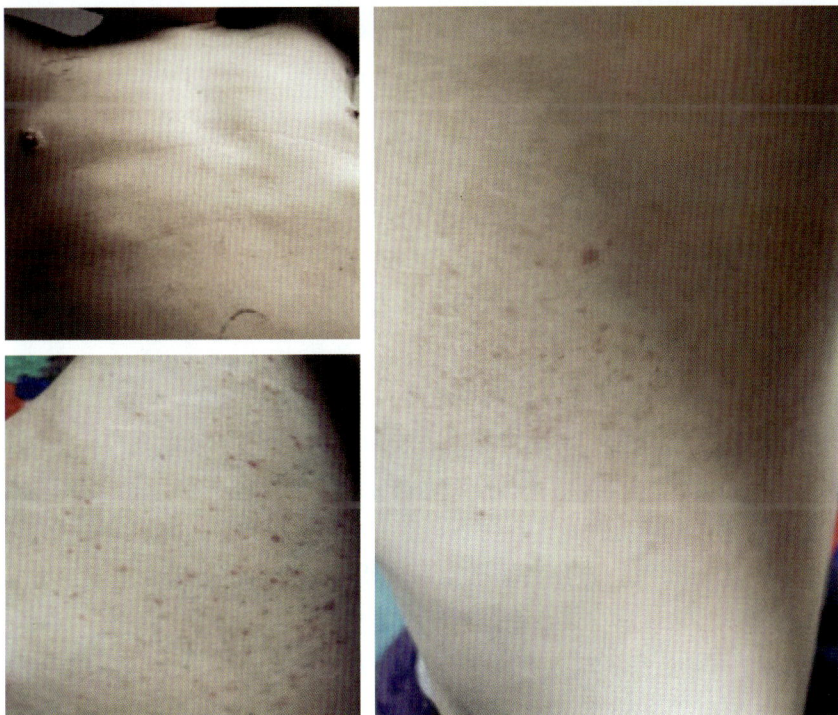

图 3-4 皮疹消散

因患者未再发症状，1 个月后未复查冠状动脉造影，强化降脂治疗后于 1 年复查，LDL-C 降至 0.87mmol/L。冠状动脉造影显示 LM 正常，LAD 近段支架通畅，无再狭窄；LCX 远段 40% 狭窄；RCA 近段轻度狭窄（较 1 年前明显减轻），溃疡斑块消失（图 3-5）。

13

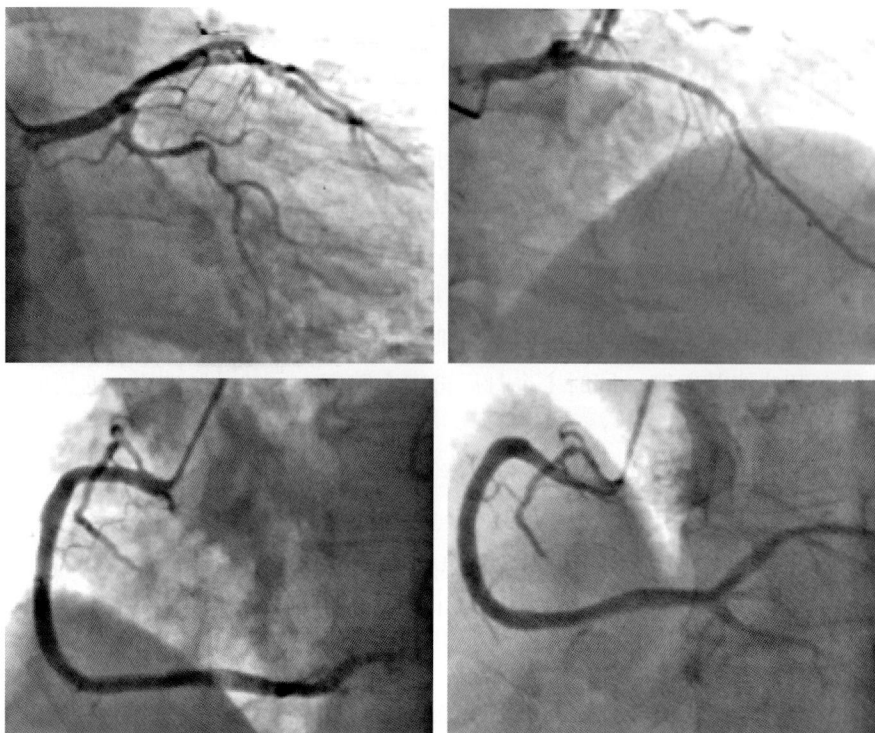

图 3-5　复查冠状动脉造影

【讨论与总结】

患者系中年男性，基线 LDL-C 3.59mmol/L（明显增高），且既往有高血压、糖尿病、高脂血症病史，发生≥2 次 MACCE，故需强化降脂治疗且降脂至 LDL-C≤1.0mmol/L。本例患者冠状动脉造影检查见 LAD 近段 100% 闭塞且 RCA 近段 80% 狭窄伴溃疡斑块影，于双冠状动脉对侧造影辅助下正向开通 LAD 近段闭塞性病变并植入 2.75mm×33mm 支架 1 枚，嘱强化降脂治疗后 1 个月复查冠状动脉造影，出院 10 天患者服用瑞舒伐他汀期间出现他汀类药物皮疹反应，故立即停用他汀类药物，启动依洛尤单抗联合依折麦布口服，迅速降低血脂水平并稳定斑块。术后 1 个月患者 LDL-C 水平明显下降，因无临床症状，未复查冠状动脉造影。1 年后复查时，患者 LDL-C 水平已降至 0.87mmol/L，并且冠状动脉造影提示 RCA 溃疡斑块趋于稳定，无再发心绞痛等临床症状。

急性冠状动脉综合征（ACS）罪魁祸首病变的病理机制主要包括三种：斑块破裂、斑块糜烂和钙化结节。斑块破裂是 ACS 最常见的机制（55%~60%）[1]。降低 LDL-C 已然成为 ASCVD 的防控靶点。相关研究表明，患者心血管发病率和死亡率的降低程度与 LDL-C 水平的降低成正比[2-3]。在 ACS 的背景下，早期住院开始高强度他汀类药物治疗可减少早期事件的发生，已被临床实践指南推荐[4-5]。但本例患者服用他汀类药物后明确出现皮疹改变，在这种情况下，PCSK9i 作为一种能够快速、有效地降低 LDL-C 水平的新型药物，俨然成为优选方案。此外，既往 GLAGOV 研究表明，依洛尤单抗联合他汀类药物治疗可显著逆转冠状动脉斑块[6]。依洛尤单抗长期治疗能够持续降低 LDL-C 水平，增加斑块纤维帽厚度，减小脂质弧，增加斑块的稳定性[7]。本例患者充分应用依洛尤单抗强化降脂治疗，1 年随访冠状动脉造影证实可显著稳定和逆转易损斑块，LDL-C 稳定达标，且安全性良好，进一步验证了依洛尤单抗强效降脂并稳定和逆转斑块的疗效，同时，右冠状动脉溃疡病变经充分抗栓联合强化降脂治疗后趋于稳定，也为 ASCVD 患者提供了个体化治疗的新选择。

（刘美丽　马颖艳）

参考文献

[1] VIRMANI R, BURKE A P, FARB A, et al. Pathology of the vulnerable plaque[J]. J Am Coll Cardiol, 2006, 47(8 Suppl): C13-C18.

[2] CANNON C P, BRAUNWALD E, MCCABE C H, et al. Intensive versus moderate lipid lowering with statins after acute coronary syndromes[J]. N Engl J Med, 2004, 350(15): 1495-1504.

[3] CANNON C P, BLAZING M A, GIUGLIANO R P, et al. Ezetimibe added to statin therapy after acute coronary syndromes[J]. N Engl J Med, 2015, 372(25): 2387-2397.

[4] SCHWARTZ G G, STEG P G, SZAREK M, et al. Alirocumab and cardiovascular outcomes after acute coronary syndrome[J]. N Engl J Med, 2018, 379(22): 2097-2107.

[5] SABATINE M S, GIUGLIANO R P, KEECH A C, et al. Evolocumab and clinical outcomes in patients with cardiovascular disease[J]. N Engl J Med, 2017, 376(18): 1713-1722.

[6] NICHOLLS S J, PURI R, ANDERSON T, et al. Effect of Evolocumab on progression of coronary disease in Statin-treated patients: The GLAGOV randomized clinical trial[J]. JAMA, 2016, 316(22): 2373-2384.

[7] YANO H, HORINAKA S, ISHIMITSU T. Effect of evolocumab therapy on coronary fibrous cap thickness assessed by optical coherence tomography in patients with acute coronary syndrome[J]. J Cardiol, 2020, 75(3): 289-295.

病例 4

超高危 ASCVD 患者 RCA-CTO 正逆向介入治疗长期随访

摘要

41 岁男性患者，因"发作性胸痛半年，再发 2 周"入院；既往有糖尿病病史 5 年，半年前因急性心肌梗死于 LAD 植入支架 1 枚，残余 LCX 60%～70% 狭窄，右冠状动脉慢性完全闭塞（RCA-CTO），术后规律服用双联抗血小板及他汀类药物，此次入院查 LDL-C 2.14mmol/L（半年前 LDL-C 3.81mmol/L）；患者属于超高危 ASCVD 人群，入院后立即给予依洛尤单抗 420mg 皮下注射，并采用正逆向结合策略开通 RCA-CTO，术后依据指南启动二级预防，降脂方案在他汀类药物治疗的基础上联合应用依洛尤单抗 140mg 皮下注射、2 周 1 次，随访 2 年无明显心绞痛发作，LDL-C 水平稳定达标（维持在 1.0～1.4mmol/L），复查冠状动脉 CT 提示原支架通畅无再狭窄，冠状动脉病变无加重趋势。本病例提示，冠心病发病呈年轻化趋势，应用他汀类药物联合依洛尤单抗对超高危 ASCVD 人群进行风险管理，积极强化降低 LDL-C 水平至达标至关重要，可有效降低远期支架内再狭窄及主要不良心血管事件（MACE）发生率，为此类患者诊疗提供了临床参考价值。

患者男性，41 岁，主诉"发作性胸痛半年，再发 2 周"。2020 年 5 月因"急性非 ST 段抬高型心肌梗死"于急诊行冠状动脉造影检查，结果显示 LM（−），LAD 中段 99% 次全闭塞，LCX 近远段 60%～70% 狭窄，RCA 近段 100% 闭塞。行 PCI，于 LAD 中段植入 3.0mm×38mm 支架 1 枚。术后规律服用双联抗血小板及他汀类药物。近 2 周再发心绞痛，为进一步诊治于 2020 年 11 月 14 日再次入院。既往有糖尿病病史 5 年，口服降血糖药，血糖控制尚可；否认高血压、脑血管病等病史。无吸烟、饮酒史。否认家族遗传病史。

辅助检查：超声心动图显示 LVEDD 58mm，EF 59%；血生化检查显示肌酐（Cr）86μmol/L，LDL-C 2.14mmol/L，TnT、CK、CK-MB 正常。

结合病史、体格检查及辅助检查结果，初步诊断为冠心病（不稳定型心绞痛，陈旧性心肌梗死，冠状动脉支架植入术后）、2 型糖尿病。考虑患者既往有陈旧性心肌梗死及糖尿病病史，且为早发冠心病患者，属于超高危 ASCVD 人群，立即给予依洛尤单抗 420mg 皮下注射，并于 11 月 16 日行冠状动脉造影：LM 正常，LAD 原支架通畅、无再狭窄，远段向 RCA 发出心外膜侧支，LCX 近远段 60%～70% 狭窄；RCA 近段 100% 闭塞，同侧桥侧支形成（图 4-1）。

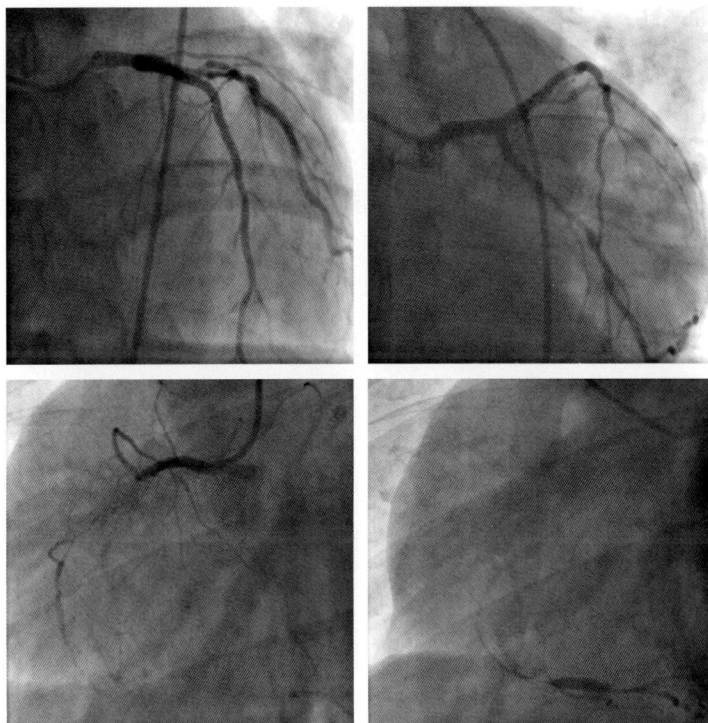

图 4-1　冠状动脉造影

【病变特点】

RCA 近段钝头闭塞,闭塞段>20mm,通过侧支可见闭塞段以远弥漫病变,显影段纤细,远段粗大,不排除瘤样扩张或正性重塑改变。间隔支侧支通道无明显连续可应用通道,心外膜侧支相对粗大,连续但迂曲。

【PCI 策略】

1. 患者再发心绞痛入院,右优势型,LCX 临界病变,考虑靶血管为 RCA-CTO。

2. 间隔支侧支发育差,仅存在心外膜侧支可用,同向桥侧支供血中段显影清晰,首选正向策略。闭塞血管以远血管纤细,仅远段处粗大,不排除瘤样扩张或正性重塑改变(图 4-2),若应用正向内膜下重回真腔(ADR)技术,启动位置较远,一定程度会降

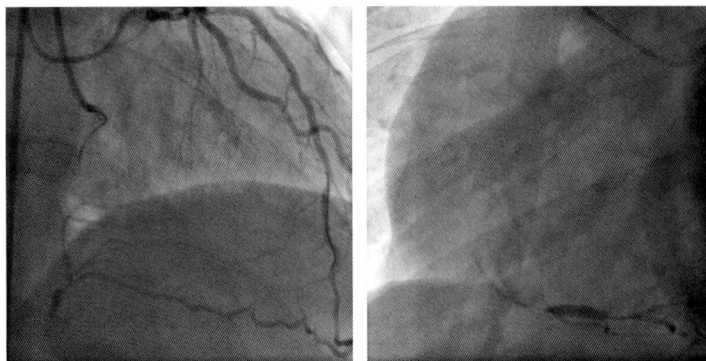

图 4-2　间隔支侧支差,存在心外膜侧支,RCA 远段粗大,不排除瘤样扩张或正性重塑

低成功率。若正向不顺利，应及时转换逆向策略。

【PCI 过程】

1. 正向应用 AL 1.0 7Fr GC 至 RCA，Corsair 135cm 微导管支撑下 Fielder XT-R 导丝无法进入病变，升级为 Gaia 1st 导丝进入，双体位造影显示导丝尖端方向良好，但体部形态不佳（图 4-3A、B）。Gaia 3rd 导丝启动平行导丝，导丝体部形态改善，但反复调整无法进入真腔（图 4-3C、D），同向侧支显影消失（图 4-3E），无法判断导丝位置。

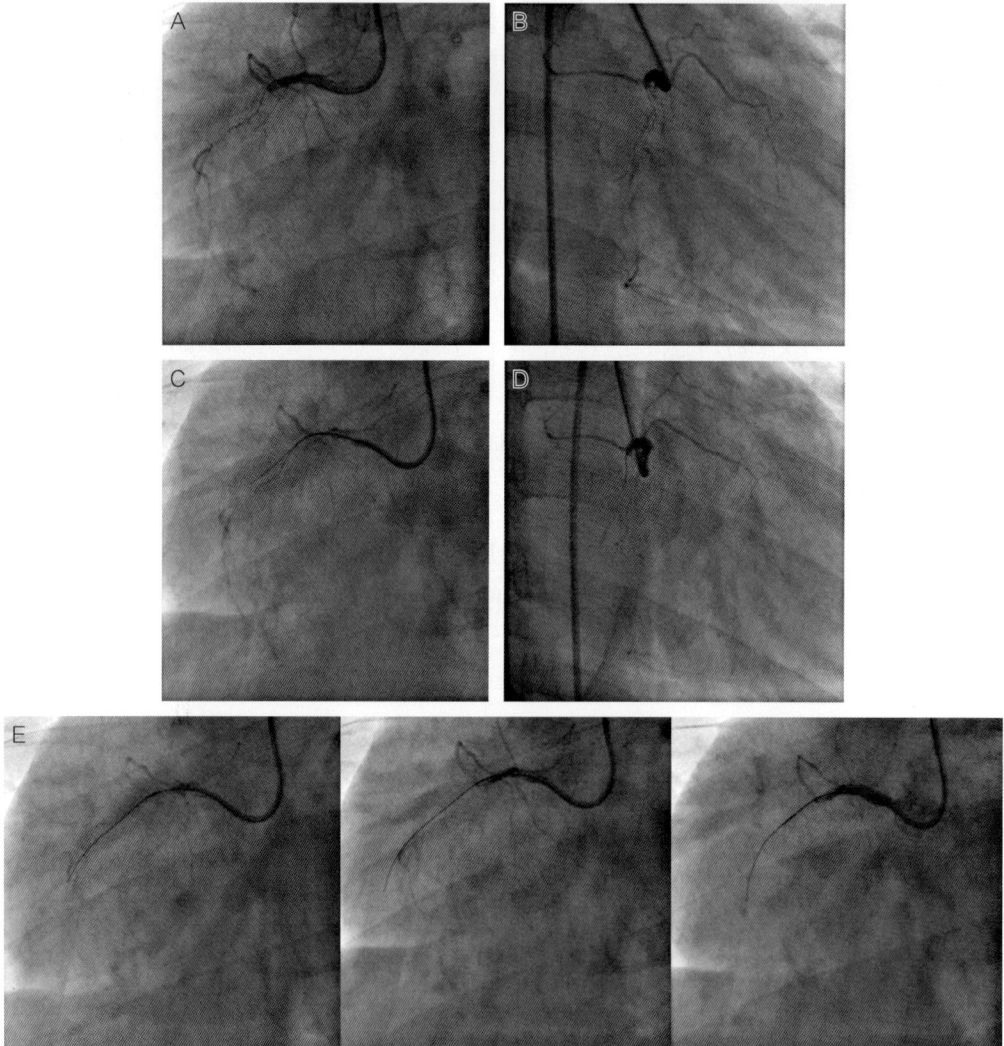

图 4-3　正向反复调整难以进入真腔，正向显影消失

2. 启动对侧造影，仍无法清晰显示 RCA 中段。转逆向策略（图 4-4A、B），间隔支通道不理想，应用心外膜通道，Corsair 150cm 微导管支撑下 Sion 导丝头端螺旋形塑弯通过侧支迂曲段后于平直段反复进入分支但无法前进（图 4-4C、D），跟进微导管后更换为仅尖端塑形的 Sion 导丝顺利通过侧支，造影证实后跟进微导管至闭塞病变以远（图 4-4E、F）。

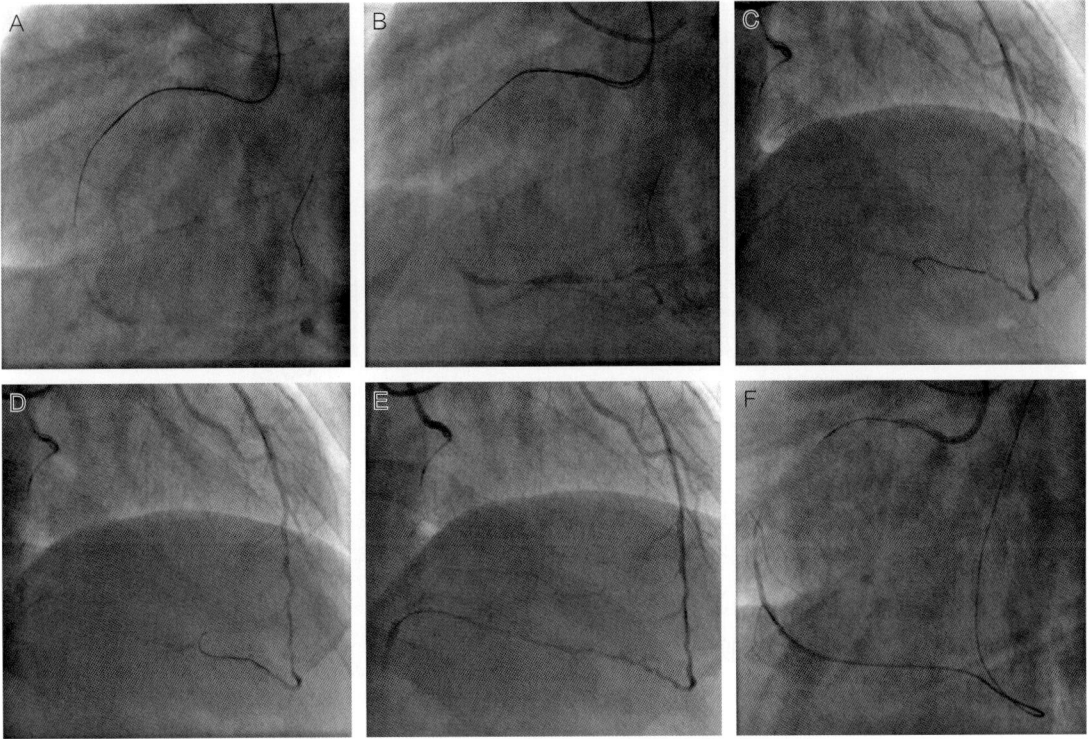

图 4-4　对侧造影显影不清，逆向导丝通过侧支

3．先后尝试 Fielder XT-R、XT-A 导丝均未进入闭塞段，导丝走行错误。尝试跟进微导管增加支撑力但长度不足，仅能送至图中所示位置（图 4-5A）。更换为 170cm 微导管（增加 20cm）仍无法通过闭塞段（图 4-5B），而逆向导丝升级、主动迎接技术（AGT）、逆向导丝对接正向微导管（TIP-IN）等逆向技术由于微导管无法跟进均无法保证成功。由于中段处血管通过侧支显影不清，无法判断正向导丝出错位置而启动逆向，但现在逆向导丝即为 RCA 走行方向，于是参照逆向导丝再次启动正向为可行策略。左前斜位（LAO）及右前斜位（RAO）发现导丝出错位置（图 4-5C、D），RAO 体位 Gaia 3rd 导丝向下方重新调整方向至满意，同逆向导丝完全重合（图 4-5E）。逆向导丝已经出错，LAO 体位正向导丝同逆

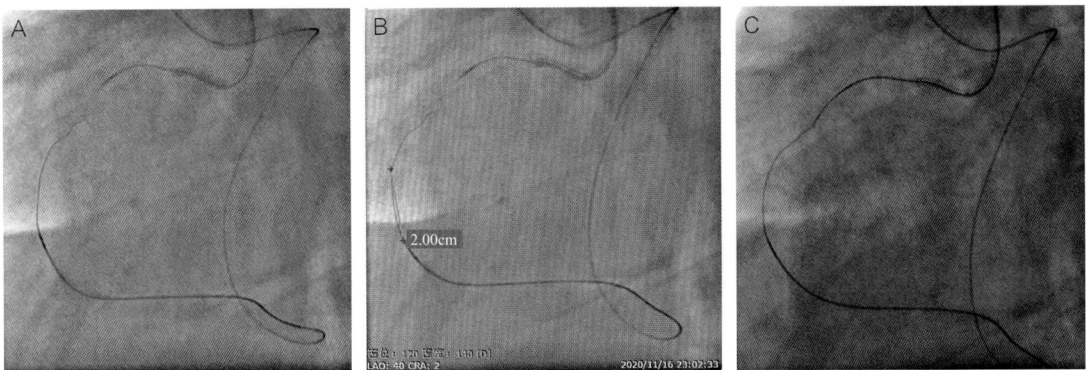

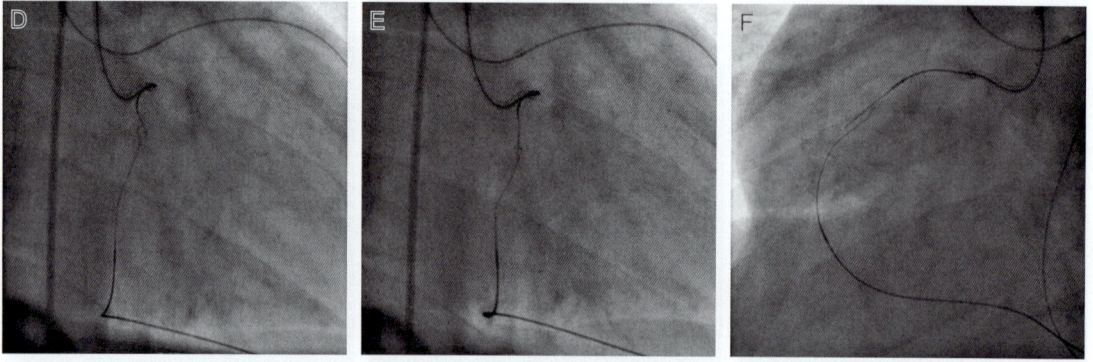

图 4-5　逆向难以通过，重启正向

向存在角度偏差（图 4-5F），但偏差与术前正向造影显示位置大体一致（图 4-6），拟于箭头处穿刺进入真腔，正向导丝已至预定穿刺位置但突破困难（图 4-7A、B）。升级为 Conquest Pro 导丝成功穿刺进入，双体位造影显示两条导丝重合良好（图 4-7C、D），逆向微导管造影证实导丝位于血管真腔，交换工作导丝（图 4-7E、F）。

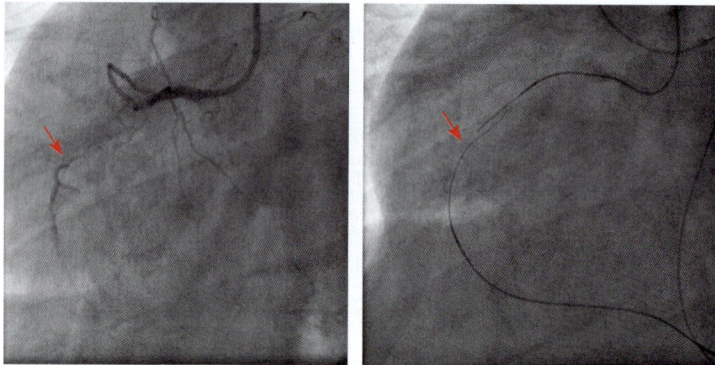

图 4-6　造影结合导丝走行

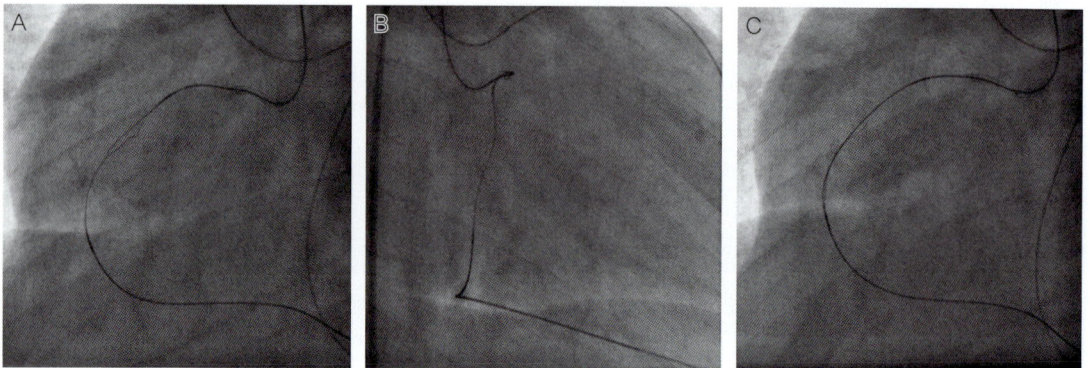

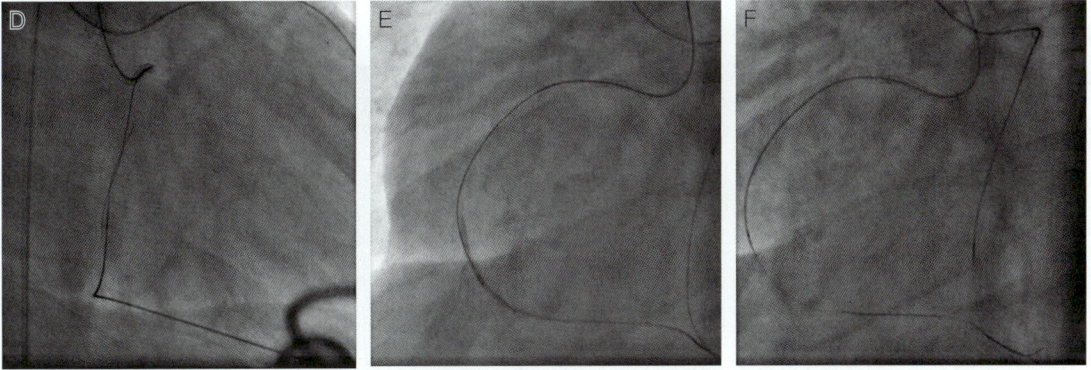

图 4-7　正向导丝通过

4．2.0mm 球囊扩张后行血管内超声（IVUS）。

（1）选定远段斑块负荷较轻处作为支架着陆区，平均血管直径为 2.5mm（图 4-8）。

（2）RCA 远段粗大，血管真腔直径为 4.0mm（图 4-9）。

（3）导丝全程位于血管真腔（图 4-10），植入 3 枚支架，复查 IVUS 显示支架贴壁良好，最后结果见图 4-11。

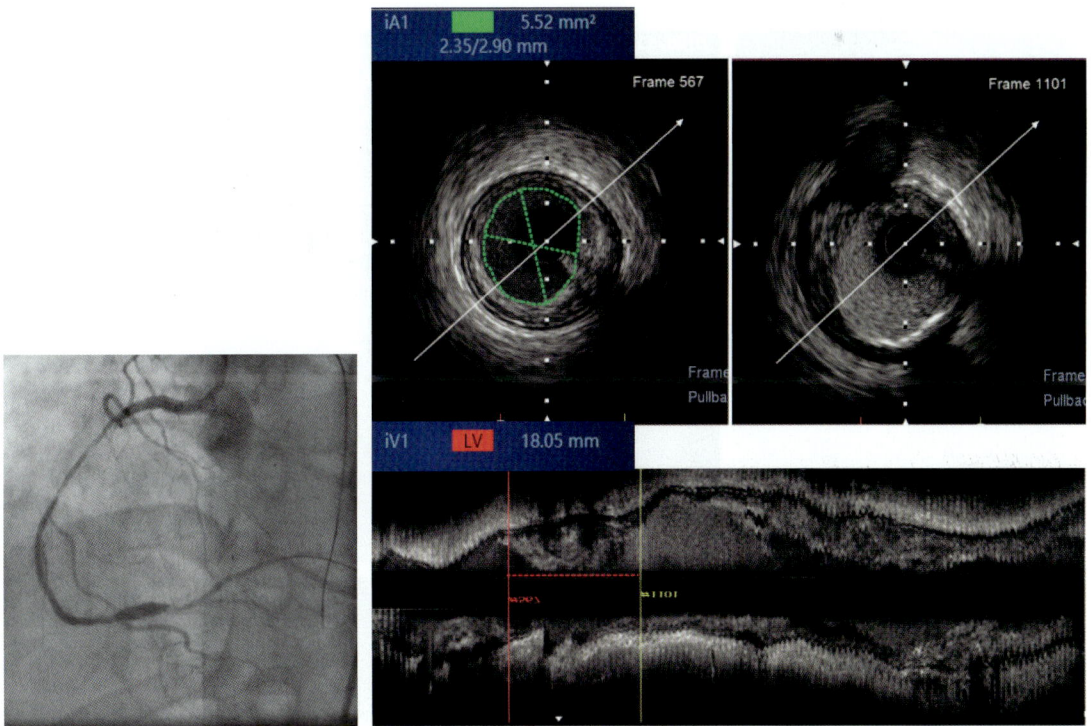

图 4-8　冠状动脉造影及血管内超声

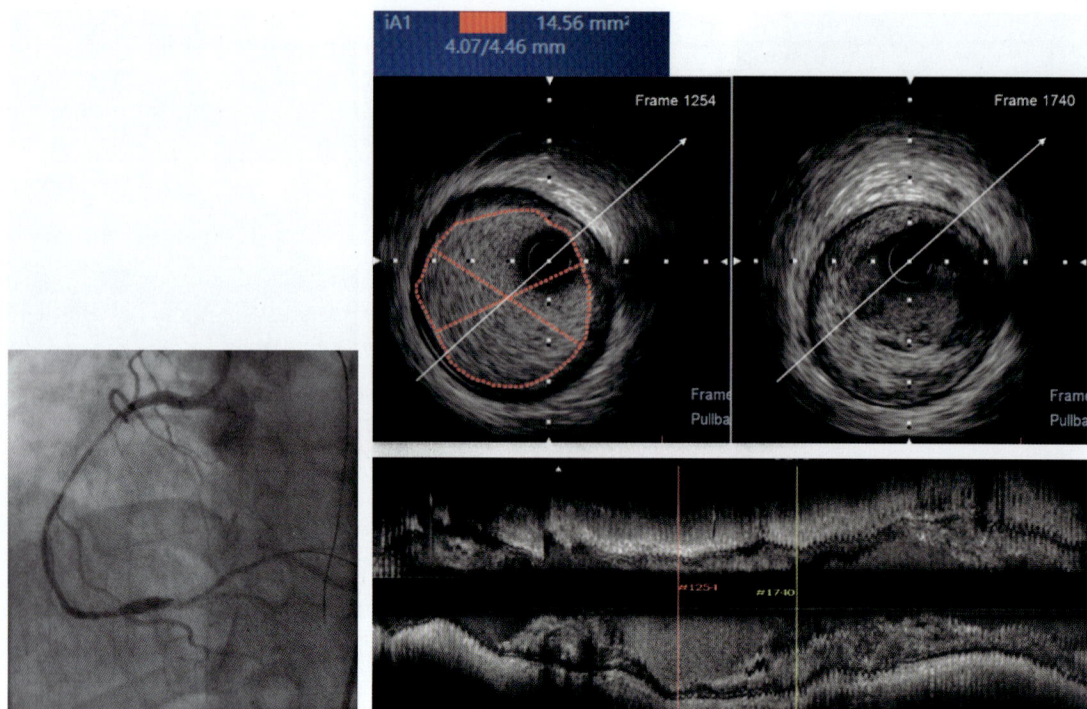

图 4-9　冠状动脉造影及血管内超声

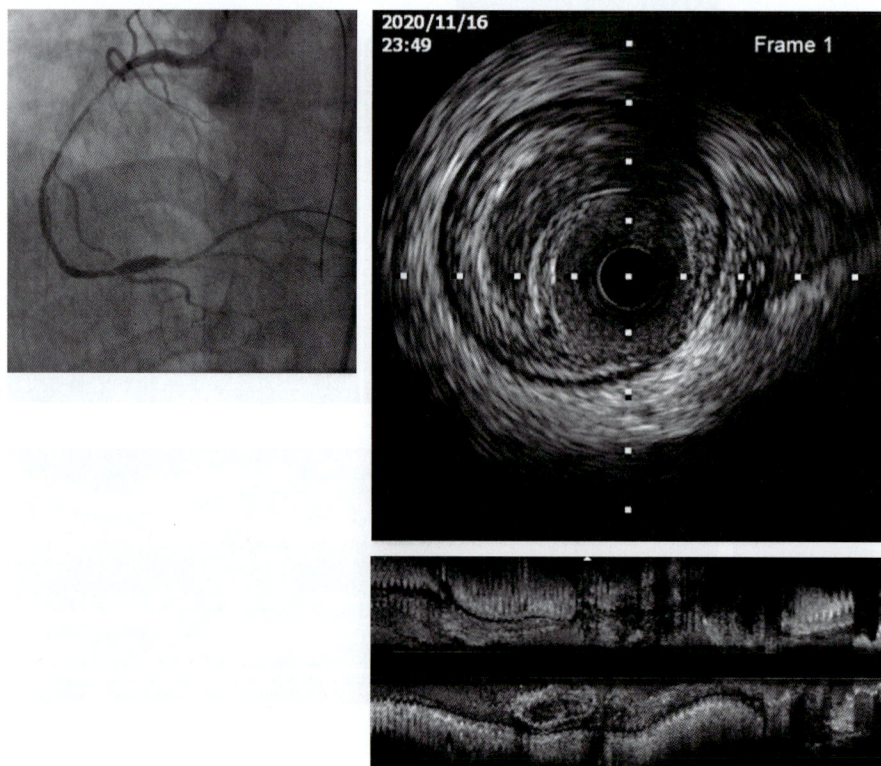

图 4-10　冠状动脉造影及血管内超声

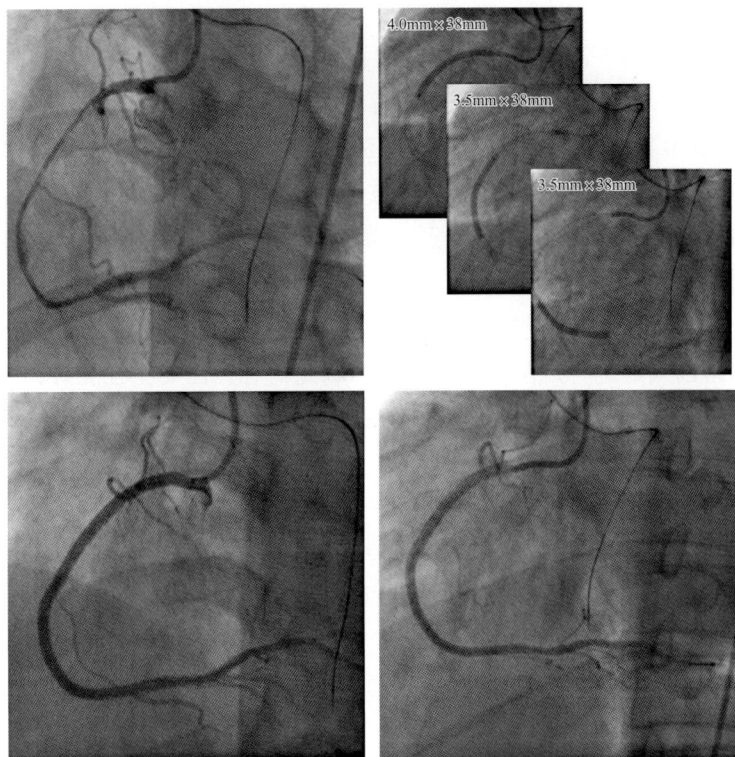

图 4-11　植入支架及最终结果

【讨论与总结】

　　成功开通慢性完全闭塞（CTO）病变可缓解患者的临床症状，改善其生活质量[1-2]，并降低死亡率及主要不良心脑血管事件（MACCE）发生率[3-4]。但因 PCI 开通 CTO 病变的成功率低，被视为 PCI 技术的"最后堡垒"，共分为前向和逆向两种技术。随着器械及技术的不断迭代更新，CTO-PCI 技术在国际不断取得突破，我国虽起步稍晚，但近年发展日益精进，不断积累了中国经验，尤其是前向技术在借鉴中亦有创新。本病例 RCA-CTO 闭塞段以远管腔显影段细小，远段粗大，不排除瘤样扩张或正性重塑，极具迷惑性。正向导丝难以精准进入中段真腔，同侧桥侧支逐渐消失，同时对侧造影不能很好地显示闭塞病变后的管腔，增加了手术难度，同时限制了策略选择，只能启动逆向，但逆向通道建立后由于微导管长度不足，故重新启动正向，结合导丝形态判断血管形态，指导正向导丝穿刺进入血管真腔，也是对 ADR 技术思路的一种借鉴。这也带来了新的思考，正向通过省去逆向策略的烦琐步骤及其带来的相关风险，以逆向导丝作为正向导丝前进方向的参照，可以减少对侧造影带来的对比剂用量，多种技术思路相结合的术式为闭塞远段显影不清的病例提供了新的思路和方向。

　　此例为早发冠心病患者，同时合并糖尿病、心肌梗死病史，依据 2020 年《超高危动脉粥样硬化性心血管疾病患者血脂管理中国专家共识》[5]，属于超高危 ASCVD 人群；其首次 ACS 事件后启动强化他汀类药物治疗 LDL-C 仍未达标，且再次出现心绞痛发作，因此院内立即启用依洛尤单抗 420mg 皮下注射（此后 140mg 皮下注射，2 周 1 次）并开通 RCA-CTO，成功植入支架；术后随访 2 年无明显心绞痛发作，LDL-C 水平稳定达标（维持在 1.0～1.4mmol/L），复查冠状动脉 CT 提示原支架通畅、无再狭窄，冠状动脉病变无加重趋势。

综上所述，冠心病发病呈年轻化趋势，本例患者应用他汀类药物联合依洛尤单抗对超高危 ASCVD 人群进行风险管理，LDL-C 稳定达标，且安全性良好，同时 2 年随访证实可有效降低远期支架内再狭窄及 MACE 发生率，为此类患者诊疗提供了临床参考价值。

（李子琪　荆全民）

参考文献

[1] OBEDINSKIY A A, KRETOV E I, BOUKHRIS M, et al. The IMPACTOR-CTO trial[J]. JACC Cardiovasc Interv, 2018, 11(13): 1309-1311.

[2] WERNER G S, MARTIN-YUSTE V, HILDICK-SMITH D, et al. A randomized multicentre trial to compare revascularization with optimal medical therapy for the treatment of chronic total coronary occlusions[J]. Eur Heart J, 2018, 39(26): 2484-2493.

[3] CHRISTAKOPOULOS G E, CHRISTOPOULOS G, CARLINO M, et al. Meta-analysis of clinical outcomes of patients who underwent percutaneous coronary interventions for chronic total occlusions[J]. Am J Cardiol, 2015, 115(10): 1367-1375.

[4] TOMASELLO S D, BOUKHRIS M, GIUBILATO S, et al. Management strategies in patients affected by chronic total occlusions: results from the Italian Registry of Chronic Total Occlusions[J]. Eur Heart J, 2015, 36(45): 3189-3198.

[5] 中华医学会心血管病学分会动脉粥样硬化与冠心病学组，中华心血管病杂志编辑委员会. 超高危动脉粥样硬化性心血管疾病患者血脂管理中国专家共识 [J]. 中华心血管病杂志，2020，48（4）：280-286.

病例 5

冠心病调脂治疗的目标在哪里？PCI 术后应用依洛尤单抗

摘要

37 岁女性患者，因"发作性胸闷 1 个月余，再发 3 天"入院，患者自诉于 1 个月余前出现胸闷、气短，伴乏力、大汗，伴一过性黑矇，无头晕、头痛，无恶心、呕吐，就诊于当地医院，考虑为"急性心肌梗死"，给予口服及静脉药物治疗后症状未缓解；近 3 天上述症状再发，程度较前加重。行冠状动脉造影提示多支血管病变，并植入支架 2 枚，术后强化降脂治疗。患者属于超高危 ASCVD 患者，指南和共识推荐 LDL-C 目标值应<1.4mmol/L 且降幅≥50%。患者既往服用瑞舒伐他汀联合依折麦布，但 LDL-C 水平仍控制欠佳，故调整降脂药物，选择更强效的 PCSK9i 依洛尤单抗。结合循证医学证据分析，早期强化降脂治疗，将 LDL-C 长期维持在低水平，将会给患者带来更多获益。

患者女性，37 岁，以"发作性胸闷 1 个月余，再发 3 天"为主诉于 2020 年 5 月 10 日入院。自诉于 1 个月余前出现胸闷、气短，伴乏力、大汗，伴一过性黑矇，无头晕、头痛，无恶心、呕吐，就诊于当地医院，考虑为"急性心肌梗死"，给予口服及静脉药物治疗后症状未缓解；近 3 天上述症状再发，程度较前加重，经急诊收入心血管内科监护室。既往无高血压、糖尿病病史，无吸烟、饮酒史，无家族遗传病史。

体格检查：身高 162cm，体重 58kg，BMI 22.1kg/m^2，血压正常，心、肺未见明显异常。

辅助检查：外院冠状动脉 CTA 提示 RCA 重度狭窄；入院心电图大致正常；TnT 0.143ng/ml（+），CK、CK-MB 正常；TC 6.95mmol/L，LDL-C 3.98mmol/L，TG 1.92mmol/L；超声心动图提示 LVEDD 45mm，EF 65%，各室壁运动正常。

结合病史、体格检查及辅助检查结果，初步诊断为冠心病（急性非 ST 段抬高型心肌梗死，Killip I 级）、高脂血症。治疗策略：①抗栓治疗：双联抗血小板治疗（阿司匹林＋氯吡格雷）；②降脂治疗：瑞舒伐他汀钙 10mg＋依折麦布；③改善预后：血管紧张素转化酶抑制剂（ACEI）＋β 受体阻滞剂；④尽快行冠状动脉造影检查。

行冠状动脉造影检查：LM 末端 50% 狭窄，LAD 根部 50% 狭窄，近中段迂曲长病变，最重处 70% 狭窄，D$_1$ 近段 50% 狭窄，血流 TIMI 3 级；LCX 近段迂曲，最重处 80% 狭窄，远段 60%~70% 狭窄；LCA 向 RCA 发出三级侧支，RCA 近段 100% 闭塞，血流 TIMI 0 级（图 5-1）。

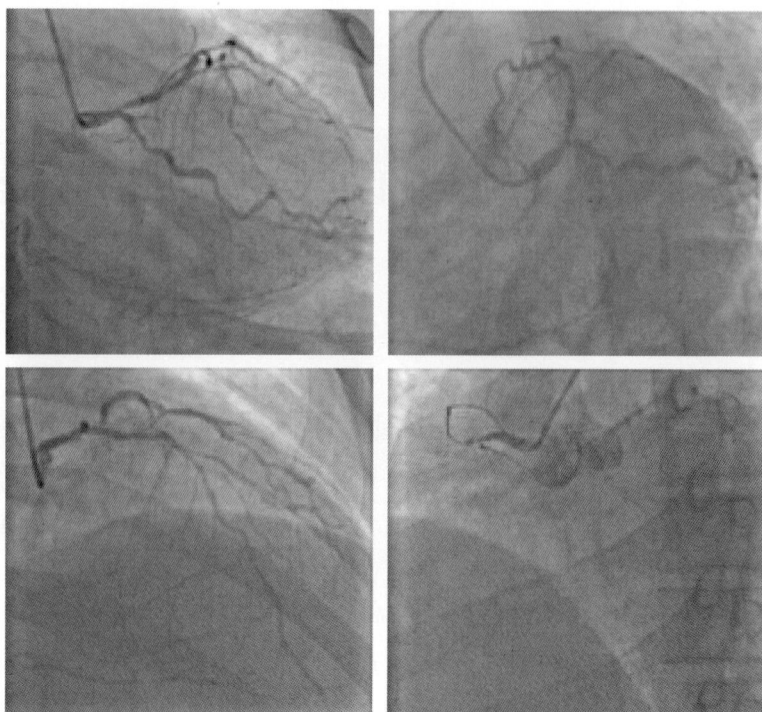

图 5-1　冠状动脉造影

行 PCI：双冠状动脉对侧造影＋平行导丝技术，于 RCA 近段至中段植入支架 2 枚，两个支架相连（图 5-2）。

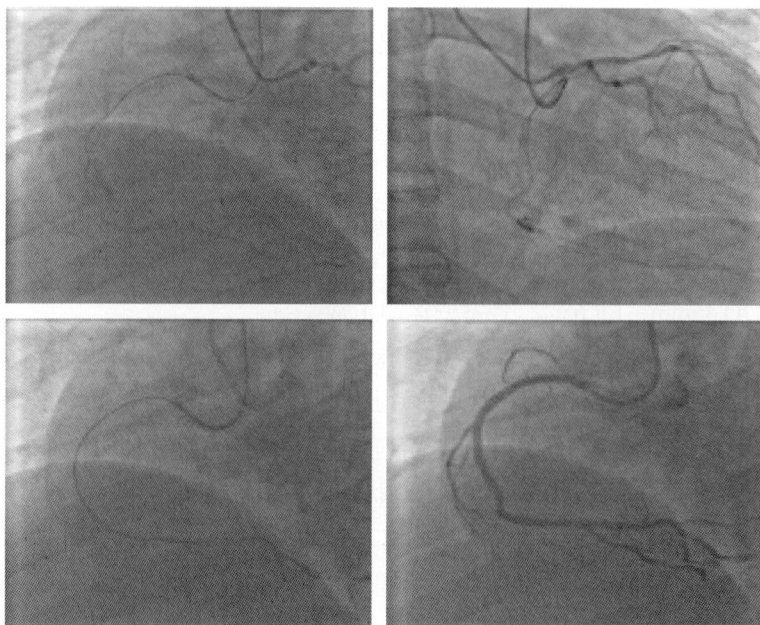

图 5-2　行 PCI

术后医嘱：①规律作息，低盐低脂饮食，适当运动，减轻体重，避免剧烈运动、过度劳累；②继续药物治疗：抗血小板聚集，降低心率及心肌耗氧；③院内强化联合降脂、稳定斑块：瑞舒伐他汀 10mg，依折麦布 10mg，依洛尤单抗（术后当天，420mg 皮下注射一次）。

术后 2 周随访，患者无明显不适，活动量正常，复查血脂显示 TC 1.43mmol/L、LDL-C 0.36mmol/L，调整用药为阿司匹林＋氯吡格雷，依洛尤单抗 140mg、1 次/2 周皮下注射，停用他汀类药物及依折麦布，并嘱其 1 个月后复查血脂。

术后 1.5 个月及 10 个月随访，患者无明显不适，活动量正常，复查血脂：1.5 个月后 TC 2.33mmol/L，LDL-C 0.94mmol/L；10 个月后 TC 2.18mmol/L，LDL-C 1.15mmol/L。继续原用药方案。

术后 1 年复查冠状动脉造影：LM 末端 40% 狭窄，LAD 根部 30%～40% 狭窄，近中段迂曲长病变，最重处 50%～60% 狭窄，D_1 近段 50% 狭窄，血流 TIMI 3 级；LCX 近段迂曲最重处 50%～60% 狭窄（较前明显改善），远段 50% 狭窄；RCA 支架通畅，无再狭窄（图 5-3）。

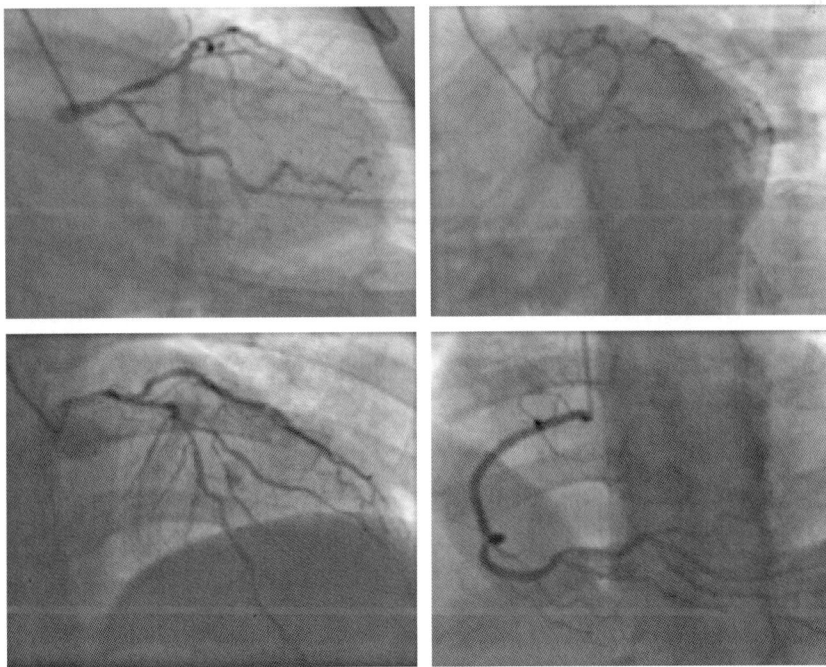

图 5-3　复查冠状动脉造影

【讨论与总结】

本病例遵循 2019 年 ESC/EAS 血脂管理指南和 2020 年《超高危动脉粥样硬化性心血管疾病患者血脂管理中国专家共识》的危险分层，属于极高危/超高危患者，指南和共识推荐 LDL-C 目标值应＜1.4mmol/L 且降幅≥50%。患者既往服用瑞舒伐他汀联合依折麦布，但 LDL-C 水平仍控制欠佳，故调整降脂药物，选择更强效的 PCSK9i 依洛尤单抗以强化降脂治疗。

此外，更为重要的是，ACS 患者 PCSK9i 的应用时机应如何选择？从循证证据的角度，回顾性研究和随机对照试验（RCT）均证实依洛尤单抗可快速、有效地稳定 ACS 患者斑块[1-2]，依洛尤单抗使用 4 周即可稳定 ACS 患者斑块[1]，ACS 患者应尽早（1 周内）使用；使用依洛尤单抗 52 周后，可显著增加富脂斑块最小纤维帽厚度（FCT）、减小最大脂质弧度和脂质长度，稳定易损斑块[2]。

另外还有一个问题，LDL-C 有没有低限？荟萃分析显示，LDL-C 水平越低、降幅越大，斑块消退的体积百分比越多[3]；而且 LDL-C 降低的程度越多，心血管获益越高[4]。有研究证实，依洛尤单抗进一步降低 LDL-C 水平可进一步降低心血管事件发生率，即使 LDL-C<0.5mmol/L 仍存在相关性[5]。

综上所述，低水平 LDL-C 可以为超高危 ASCVD 患者带来更多获益，其安全性也有循证证据支持。

（梁振洋）

参考文献

[1] YANO H, HORINAKA S, ISHIMITSU T. Effect of evolocumab therapy on coronary fibrous cap thickness assessed by optical coherence tomography in patients with acute coronary syndrome[J]. J Cardiol, 2020, 75(3): 289-295.

[2] NICHOLLS S J. Evolocumab and changes in plaque composition on OCT[EB/OL]. [2025-02-27]. https://esc365.escardio.org/presentation/238856.

[3] MASSON W, SINIAWSKI D, LOBO M, et al. Association between LDL-C, non HDL-C, and apolipoprotein B levels with coronary plaque regression[J]. Arq Bras Cardiol, 2015, 105(1): 11-19.

[4] FERENCE B A, GINSBERG H N, GRAHAM I, et al. Low-density lipoproteins cause atherosclerotic cardiovascular disease. 1. Evidence from genetic, epidemiologic, and clinical studies. A consensus statement from the European Atherosclerosis Society Consensus Panel[J]. Eur Heart J, 2017, 38(32): 2459-2472.

[5] GIUGLIANO R P, PEDERSEN T R, PARK J G, et al. Clinical efficacy and safety of achieving very low LDL-cholesterol concentrations with the PCSK9 inhibitor evolocumab: a prespecified secondary analysis of the FOURIER trial[J]. Lancet, 2017, 390(10106): 1962-1971.

病例 **6**

强化降脂治疗为反复支架内再狭窄患者带来的获益

摘要

　　66 岁女性患者，因"阵发性胸痛 5 年，再发 8 天"入院。5 年前因胸痛就诊于当地医院，诊断为冠心病，行冠状动脉搭桥术，1 年后静脉桥闭塞。此后反复以植入支架、药物涂层球囊扩张等介入手段处理。患者的血压、心率控制理想。针对这例少见的反复支架内再狭窄病例，强化降脂治疗是我们重点考虑的策略。本病例在足量的降脂药物控制下，血脂控制在 1.56mmol/L，为进一步降脂，我们采用了加用 PCSK9i 依洛尤单抗的策略进一步降低血脂至 0.33mmol/L，短期内未复发支架内再狭窄，也没有发生认知功能障碍、肿瘤、新发糖尿病等不良事件。本病例显示，临床在他汀类药物基础上联合应用依洛尤单抗可以进一步降低 LDL-C 水平，控制血脂对于超高危 ASCVD 患者会带来明显获益。

　　患者女性，66 岁，2020 年 6 月 11 日第一次就诊于我院。其首次发病可以追溯到 2016 年，2016 年 9 月患者于外院行冠状动脉造影检查，于 LAD 植入支架 1 枚，术后症状仍反复发作；2017 年 4 月于外院复查冠状动脉造影，LAD 100% 闭塞，再次于 LAD 植入支架 3 枚；2019 年 1 月又于外院复查冠状动脉造影，LAD 100% 闭塞，RCA 近端 99% 狭窄，于 RCA 植入支架 1 枚；2019 年 4 月再一次于外院就医，于 LAD 植入支架 3 枚；2019 年 7 月于外院复查冠状动脉造影，提示三支病变，同月患者接受了冠状动脉旁路移植术（CABG），术中搭了 2 根桥血管，分别是左乳内动脉 - 左前降支（LIMA-LAD）、主动脉 - 大隐静脉 - 后降支（AO-SVG-PDA）；2019 年 12 月于外院行冠状动脉 CT 检查，提示静脉桥重度狭窄。既往有高血压病史 4 年、糖尿病病史 1 年，无吸烟、饮酒史，数次治疗至此，均规律用药。

　　实验室检查：血脂检查显示 TC 2.57mmol/L，LDL-C 1.15mmol/L。

　　冠状动脉造影：足位造影显示 LM-LCX 90% 狭窄，LAD 支架内闭塞（图 6-1A）；蜘蛛位造影显示 LM-LCX 90% 狭窄，LAD 支架内闭塞（图 6-1B）；左前斜位造影显示 RCA 支架内 100% 闭塞（图 6-1C）；静脉桥血管造影显示 AO-SVG-PDA 100% 闭塞（图 6-1D）；动脉桥血管造影显示 LIMA-LAD 远端（图 6-1E）、近端（图 6-1F）均通畅。

　　应用 3.0mm×15mm 后扩张球囊进行预处理（图 6-2），处理后结果见图 6-3。

　　支架植入术前行 IVUS：可见偏心性、衰减斑块（图 6-4）。

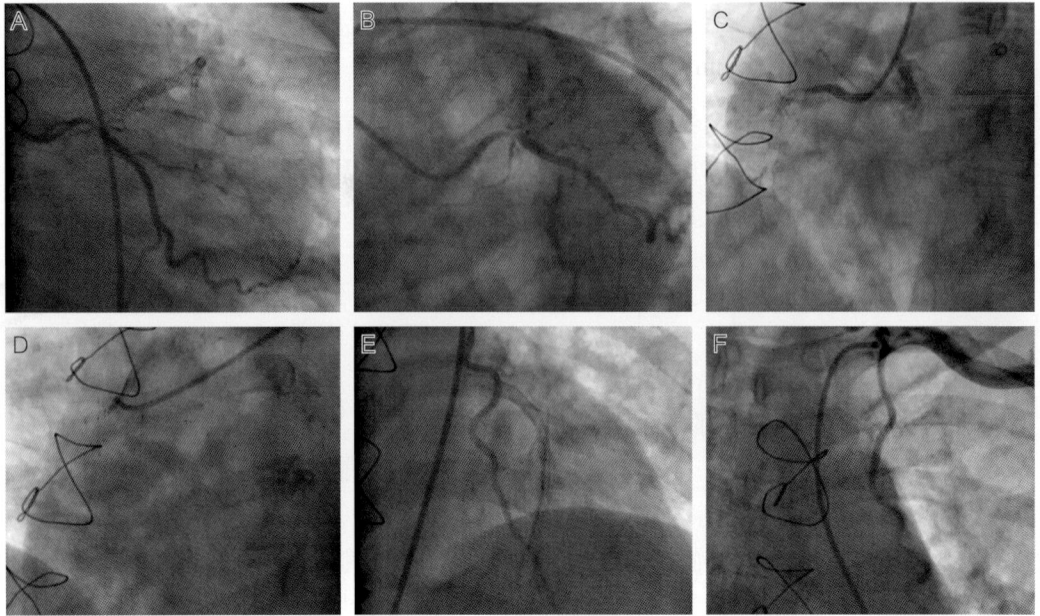

图6-1　冠状动脉造影

A.足位造影；B.蜘蛛位造影；C.左前斜位造影；D.静脉桥血管造影；E、F.动脉桥血管造影。

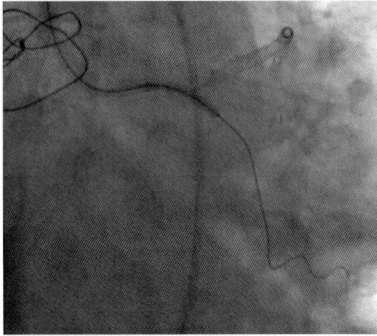

图6-2　后扩张球囊预处理

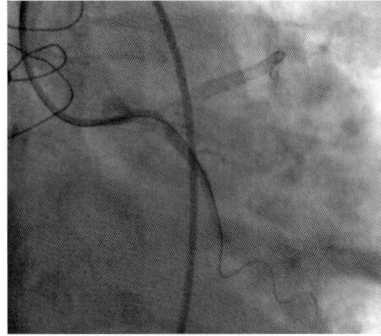

图6-3　后扩张处理后

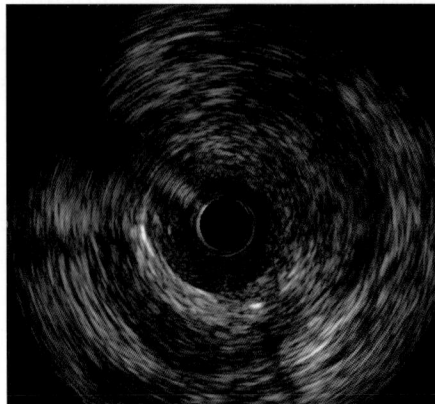

图6-4　术前血管内超声

考虑反复发生金属支架内再狭窄，试用生物可降解支架，LM-LCX NeoVas 3.5mm×18mm 定位及释放，RCA 支架内闭塞暂时不开放（图 6-5）。

支架植入术后行冠状动脉造影：LM-LCX 足位造影见图 6-6A，蜘蛛位造影见图 6-6B。

支架植入术后行 IVUS：可见生物可降解支架的双层结构，支架膨胀良好，贴壁良好，完全覆盖病变，支架边缘良好、无夹层和血肿（图 6-7）。

术后予以抗血小板、降压、改善心室重塑、降脂等治疗，具体降脂方案为瑞舒伐他汀联合依折麦布。

2020 年 9 月术后 3 个月再发胸痛，第二次来我院，生物可降解支架内再狭窄。

第二次入院实验室检查：血脂检查显示 TC 2.97mmol/L，LDL-C 1.56mmol/L。

第二次入院冠状动脉造影：足位造影显示生物可降解支架内再狭窄（图 6-8）。

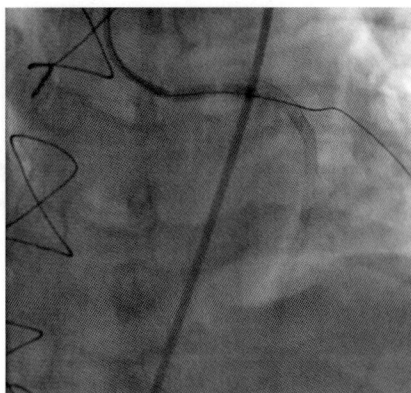

图 6-5 LM-LCX 植入生物可降解支架

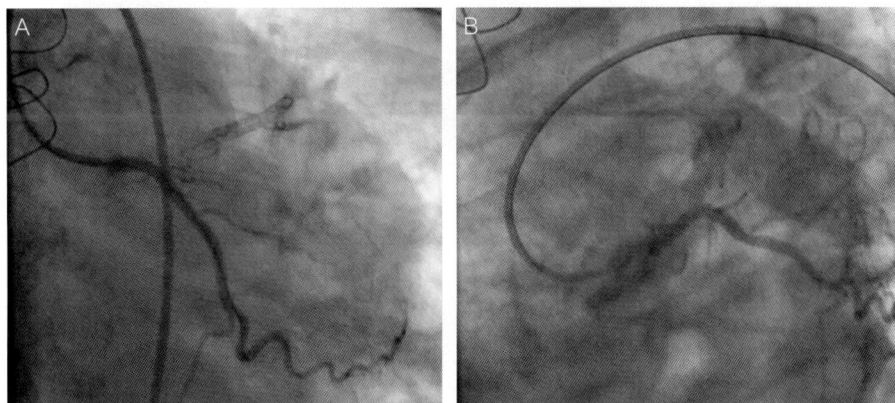

图 6-6 术后冠状动脉造影
A.足位造影；B.蜘蛛位造影。

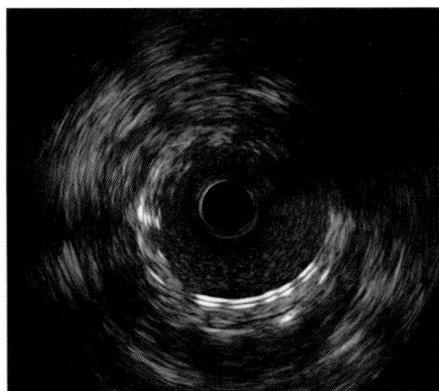

图 6-7 术后血管内超声

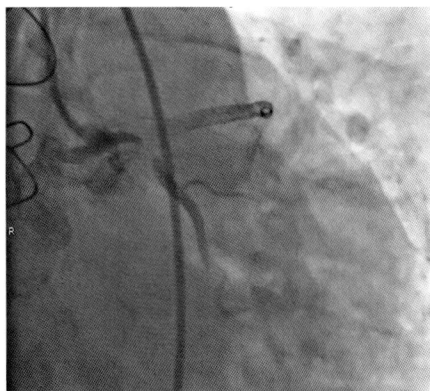

图 6-8 术前足位冠状动脉造影

2.0mm×15mm 球囊预处理后，行光学相干断层成像（OCT）（图 6-9）。

术前 OCT：支架内膜增生严重（图 6-10）。

应用 3.5mm×6mm 切割球囊切割（图 6-11）。

处理后左冠状动脉足位造影见图 6-12。

术后 OCT：管腔面积及直径明显改善（图 6-13）。

2020 年 12 月因胸痛再发就诊，LM-LCX 支架内再狭窄闭塞未处理，积极开放 RCA 支架内闭塞，同时近段再植入支架 1 枚。处理 RCA 后 4 个月，患者因"阵发性胸痛 5 年，再发 2 周"于 2021 年 4 月 22 日第三次入院。

第三次入院体格检查：脉搏 61 次/min，血压 112/70mmHg。

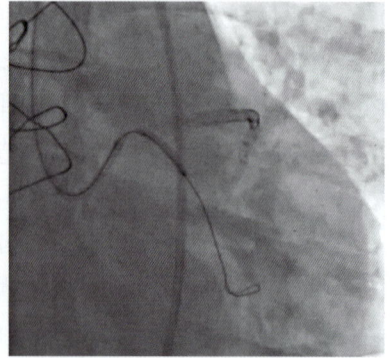

图 6-9　球囊预处理后行光学相干
断层成像

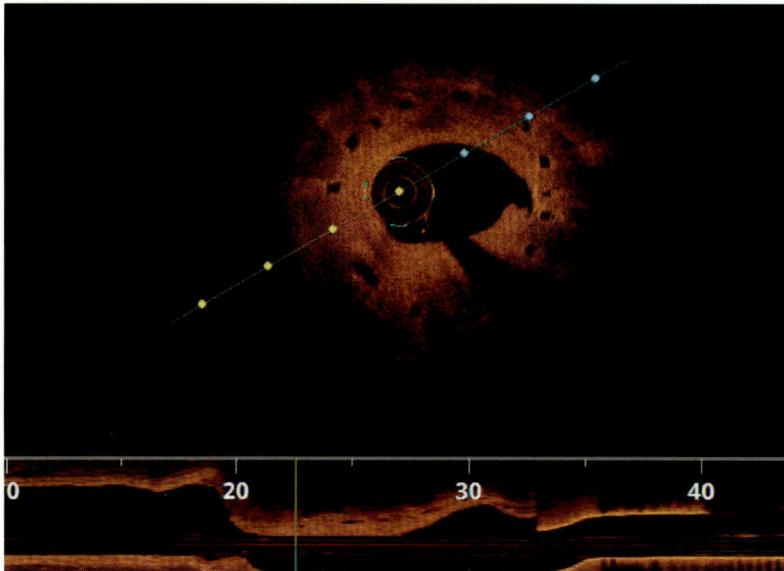

图 6-10　术前光学相干断层成像

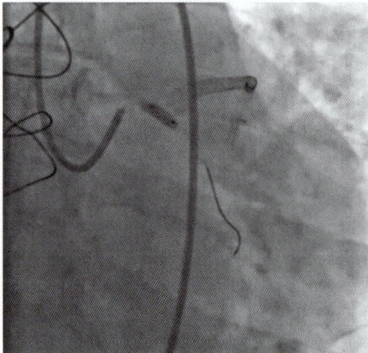

图 6-11　切割球囊切割

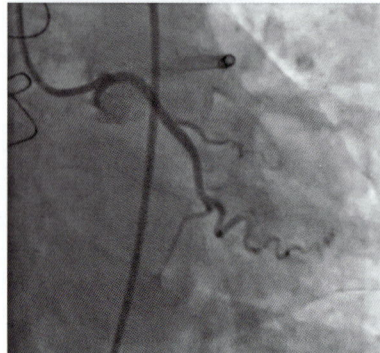

图 6-12　左冠状动脉足位造影

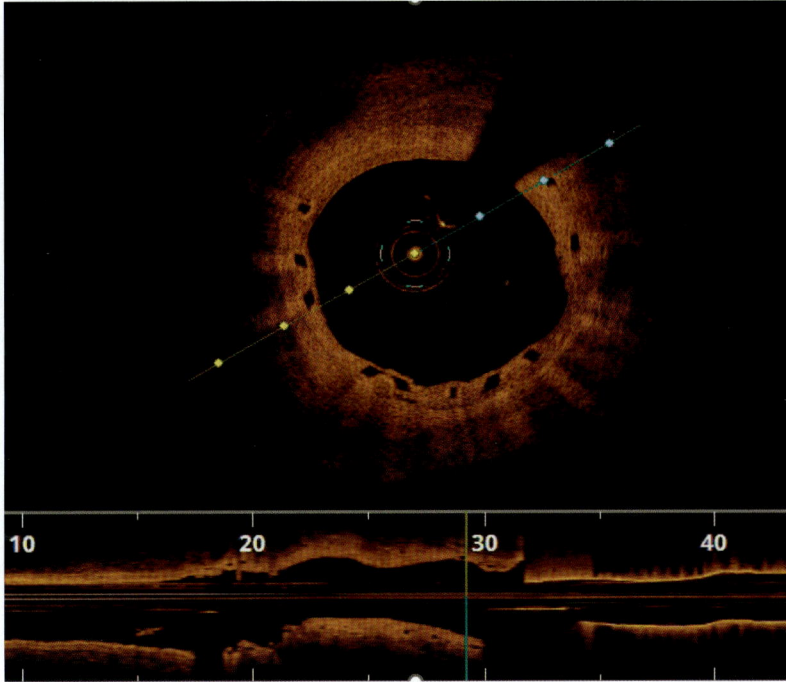

图 6-13 术后光学相干断层成像

第三次入院实验室检查：血脂检查显示 TC 2.97mmol/L（参考范围：0～6.22mmol/L），TG 1.2mmol/L（参考范围：0～1.7mmol/L），HDL-C 0.98mmol/L（参考范围：1.04～1.55mmol/L），LDL-C 1.62mmol/L（参考范围：0～4.14mmol/L），脂蛋白 a［Lp（a）］92mg/L（参考范围：0～72mg/L）。

结合病史、体格检查及辅助检查结果（图 6-14），初步诊断为冠状动脉粥样硬化性心脏病（急性非 ST 段抬高型心肌梗死，Killip Ⅰ级，冠状动脉支架植入术后，冠状动脉旁路移植术后）、高血压 2 级（极高危）、2 型糖尿病。

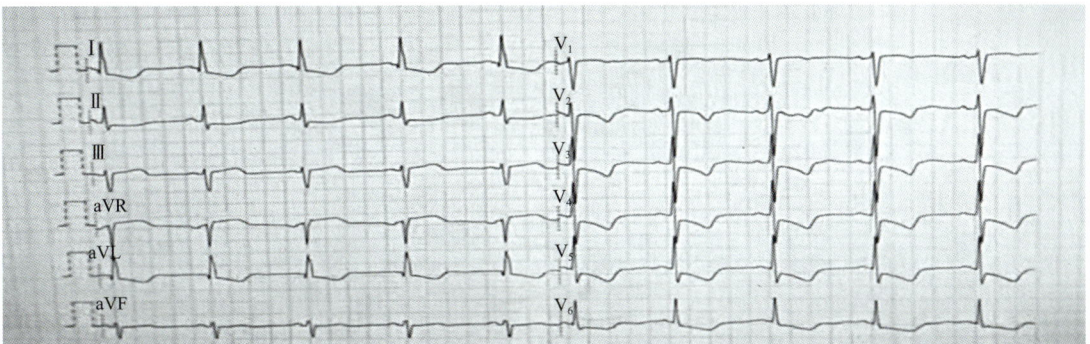

图 6-14 心电图

第三次入院冠状动脉造影：足位造影显示 LM-LCX 再次闭塞（图 6-15A）；蜘蛛位造影显示 LM-LCX 闭塞（图 6-15B）；左前斜位造影显示 RCA 支架内再次狭窄 99%，考虑心肌梗死来源于 4 个月前开放的 RCA 支架内闭塞（图 6-15C）；动脉桥血管造影显示 LIMA 桥血管通畅（图 6-15D）。

再处理 RCA，应用药物涂层球囊扩张（图 6-16），术后造影见图 6-17。

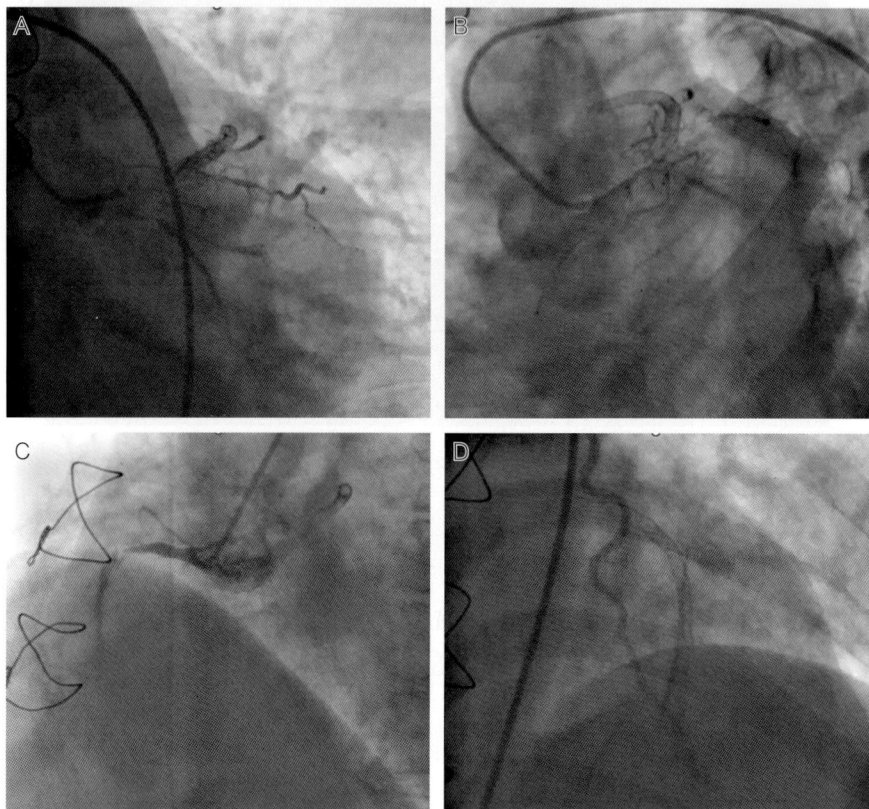

图 6-15　冠状动脉造影

A. 足位造影；B. 蜘蛛位造影；C. 左前斜位造影：RCA 支架内再狭窄；D. 动脉桥血管造影：左乳内动脉桥血管通畅。

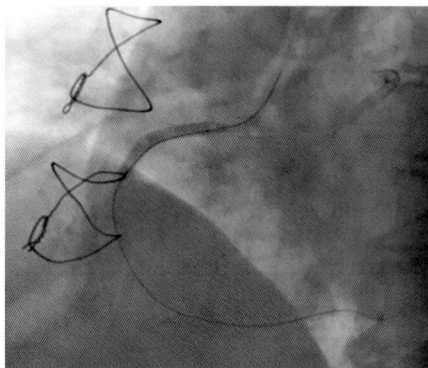

图 6-16　再处理右冠状动脉　　　图 6-17　右冠状动脉术后造影

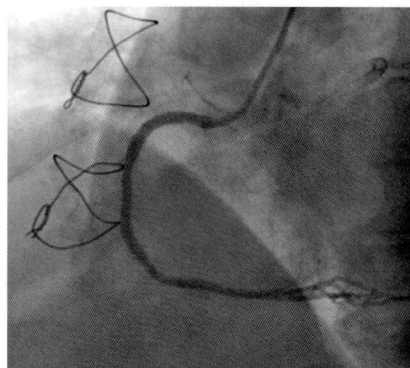

患者于 2021 年 9 月 26 日因"胸痛加重半个月"第四次入院。血脂检查显示 TC 2.97mmol/L，TG 0.68mmol/L，HDL-C 0.99mmol/L↓，LDL-C 1.56mmol/L，Lp（a）99.5mg/L↑。心电图见缺血明显改善（图 6-18）。

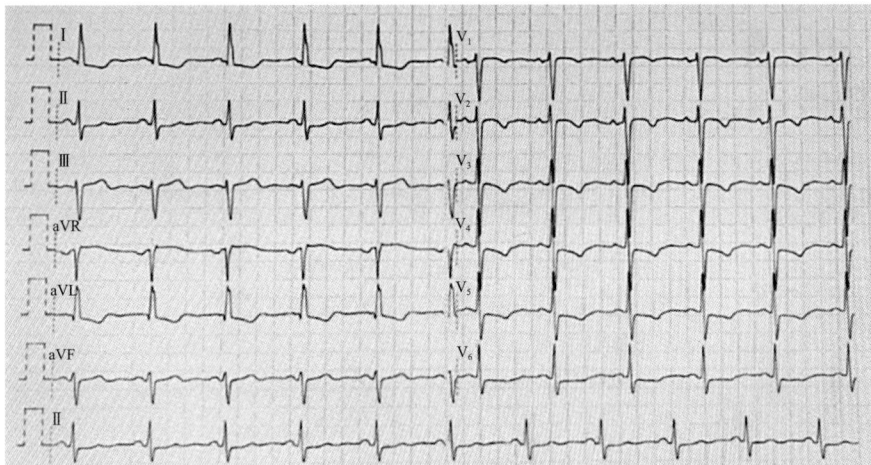

图 6-18　心电图

第四次入院冠状动脉造影：术前造影显示 RCA 支架内再次严重狭窄（图 6-19A），术后造影见图 6-19B。

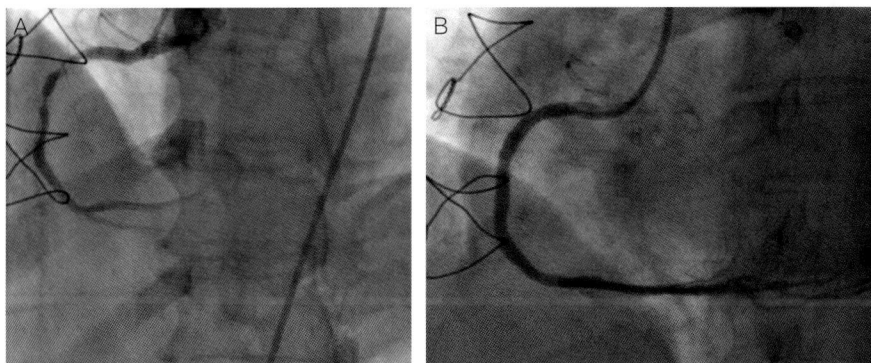

图 6-19　右冠状动脉造影
A. 术前造影；B. 术后造影。

临床器械操作不能解决支架内再狭窄的问题，该患者几乎每 3 个月发生一次支架内再狭窄，强化降血脂治疗会有效果吗？

术后调整用药方案，在瑞舒伐他汀联合依折麦布的基础上加用依洛尤单抗以强化降脂治疗。

2022 年 1 月 7 日，患者距上次住院 3 个半月后回院复查冠状动脉造影（图 6-20）。血脂检查显示 TC 1.12mmol/L，TG 1.14mmol/L，HDL-C 0.66mmol/L↓，LDL-C 0.33mmol/L，Lp（a）21.9mg/L。心电图见缺血进一步改善（图 6-21）。

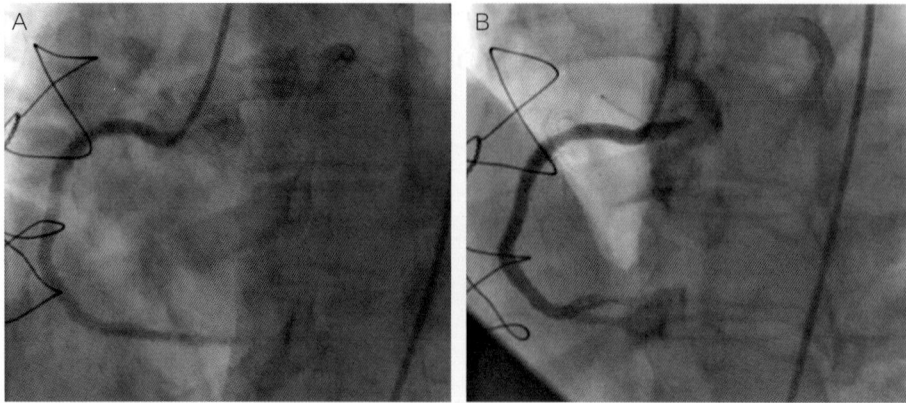

图 6-20　复查右冠状动脉造影

A. 左前斜位造影；B. 头位造影。

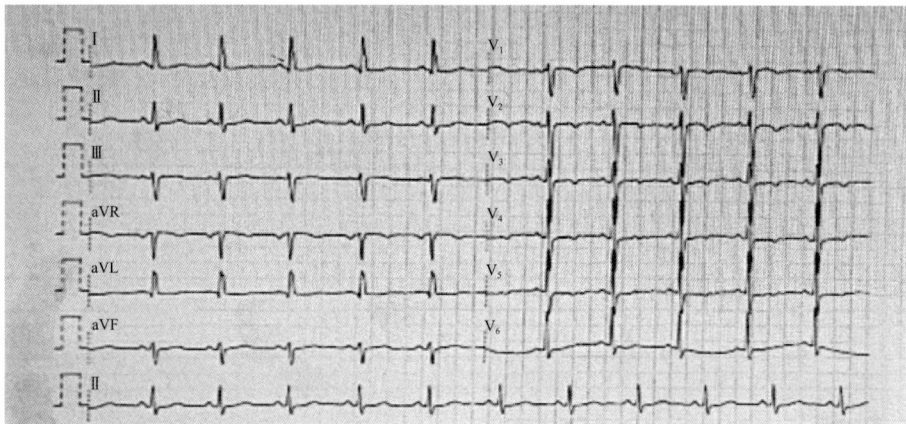

图 6-21　复查心电图

【讨论与总结】

　　本病例属于少见的反复支架内再狭窄病例，曾行 CABG，1 年后静脉桥闭塞。在应用了支架植入以及反复药物涂层球囊处理等介入方法的前提下，患者的血压、心率控制较为理想，强化降脂治疗成为我们重点考虑的策略。给予患者强化降脂治疗后，患者血脂控制良好（图 6-22）。

　　欧洲 2019 年 ESC 血脂异常管理指南提出，极高危 ASCVD 的治疗目标是低密度脂蛋白小于 1.4mmol/L（55mg/dl），更是首次将"接受大剂量他汀类药物但 2 年内仍发生心血管事件的低密度脂蛋白治疗目标小于 1.0mmol/L（40mg/dl）"这一靶目标写进指南。我们也根据 2020 年《超高危动脉粥样硬化性心血管疾病患者血脂管理中国专家共识》强调，对于 2 年内发生≥2 次心血管事件的患者，考虑 LDL-C 降至 1.0mmol/L 以下且较基线降幅超过 50%。我们也认为，血脂低一点对超高危 ASCVD 患者更好。

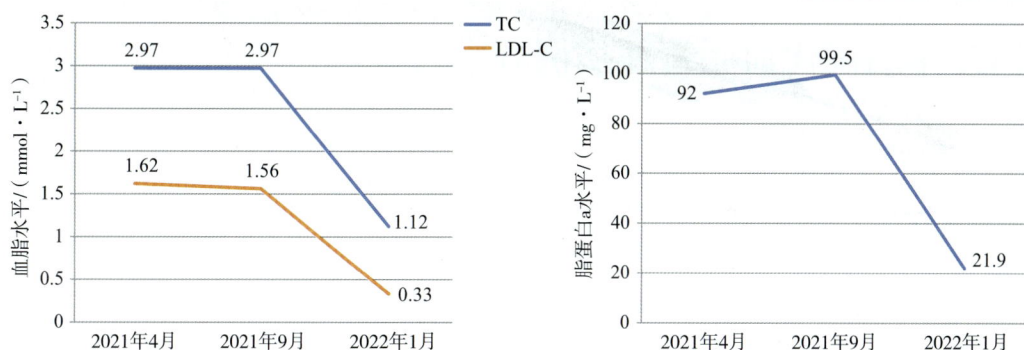

图 6-22　血脂变化曲线

　　本病例在足量的降脂药物控制下，血脂控制在 1.56mmol/L。为进一步降脂，我们采用了加用 PCSK9i 依洛尤单抗的策略。在药物强化的基础上加用 PCSK9i 依洛尤单抗后，患者血脂降低到了 0.33mmol/L，强化降脂治疗后该病例短期内没有复发支架内再狭窄，也没有发生认知功能障碍、肿瘤、新发糖尿病等不良事件。

　　通过这个病例，我们看到了控制血脂对于超高危 ASCVD 患者会带来明显获益。

　　临床上有一个普遍的观点，降低胆固醇可以减少动脉粥样硬化性心血管疾病和主要心血管事件。大量研究也证实，降低低密度脂蛋白可显著减少大血管事件。更快将低密度脂蛋白进一步降低，才有可能进一步逆转斑块，降低不良事件发生率。这个病例比较直观地展示了 PCSK9i 切实的临床效果和用药经验，希望能给大家提供借鉴和参考。

（母雪飞　荆全民）

病例 7

PCI 术后优化血脂管理病例分享

摘要

　　70 岁男性患者，因"突发胸痛 3 年，再发 3 个月"入院，3 年前诊断为急性下壁心肌梗死，拒绝行冠状动脉造影，选择药物保守治疗，此后自行停药，时有胸痛发作，3 个月前患者胸痛发作频繁，就诊于当地医院，行冠状动脉造影显示"RCA 近段 50%～60% 狭窄、中段 100% 闭塞，LAD 近中段 80% 狭窄"，开通 RCA 失败，建议至上级医院就诊。此病例伴随多个高危因素，血脂长期控制欠佳，冠状动脉造影提示多支病变狭窄严重，为超高危 ASCVD 患者，预计他汀类药物联合依折麦布不能使血脂达标，根据指南建议直接启用 PCSK9i 联合他汀类药物治疗。

　　患者男性，70 岁，以"突发胸痛 3 年，再发 3 个月"为主诉于 2022 年 11 月 11 日入院。3 年前无明显诱因突发胸痛，向后背及肩部放射，伴大汗头晕，持续 1 小时，呕吐后好转，就诊于当地医院，诊断为急性下壁心肌梗死，建议患者行冠状动脉造影，患者拒绝，选择药物保守治疗；此后患者自行停药，时有胸痛发作，3 个月前患者胸痛发作频繁，就诊于当地医院，行冠状动脉造影显示"RCA 近段 50%～60% 狭窄、中段 100% 闭塞，LAD 近中段 80% 狭窄"，开通 RCA 失败，建议至上级医院就诊。既往有高血压病史 3 年，最高达 160/90mmHg，未用药治疗。吸烟 40 年，7 支/d；偶尔饮酒。

　　体格检查：血压 160/80mmHg，心率 80 次/min。

　　实验室检查：心肌酶、肝肾功能均正常，NT-proBNP 测定 1 372pg/ml↑；TC 5.94mmol/L↑，TG 1.66mmol/L，HDL-C 1.25mmol/L，LDL-C 4.14mmol/L↑，Lp（a）996mg/L↑。

　　心电图显示窦性心律，Ⅱ、Ⅲ、aVF 导联呈 QR 型。超声心动图及颈动脉超声显示左心室 45mm，左心室 EF 55%，左侧颈动脉斑块 1.58cm×0.35cm，右侧颈动脉斑块 1.6cm×0.5cm。冠状动脉造影见图 7-1。

　　术后给予阿司匹林联合氯吡格雷以抗血小板聚集，瑞舒伐他汀联合依洛尤单抗以调脂、稳定逆转斑块，替米沙坦以控制血压、改善心室重塑，美托洛尔以控制心率、降低心肌耗氧量，雷贝拉唑以保护胃黏膜，尼可地尔以改善心肌血供。

　　1 个月后复查血脂，LDL-C 由 4.14mmol/L 降至 1.52mmol/L。

　　1 年后回院复查，血脂各项指标均有改善：TC 由 5.94mmol/L 降至 2.35mmol/L，LDL-C 由 4.14mmol/L 降至 1.27mmol/L，Lp（a）由 996mg/L 降至 72.7mg/L，TG 由 1.66mmol/L

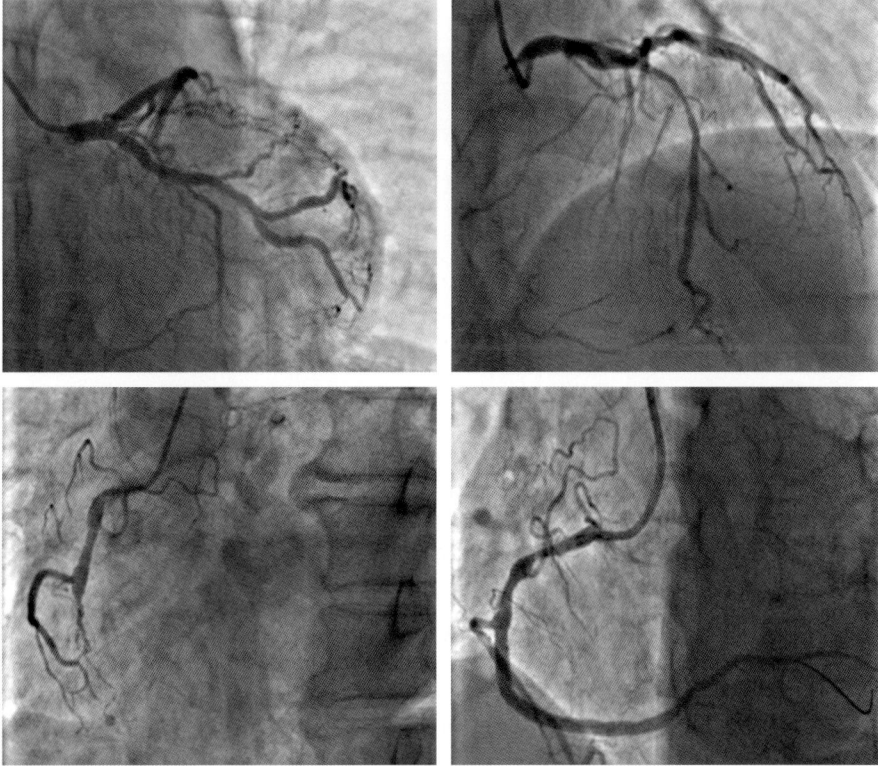

图 7-1　冠状动脉造影

降至 0.37mmol/L。此外，NT-proBNP 由 1 372pg/ml 降至 717.4pg/ml，左心室 EF 由 55% 恢复至 62%，左侧颈动脉斑块由 1.58cm×0.35cm 缩小至 1.22cm×0.22cm，右侧颈动脉斑块由 1.6cm×0.5cm 缩小至 1.46cm×0.31cm。冠状动脉造影见图 7-2。

出院后继续抗血小板、强化降脂等治疗，降脂药物选择瑞舒伐他汀联合依洛尤单抗。

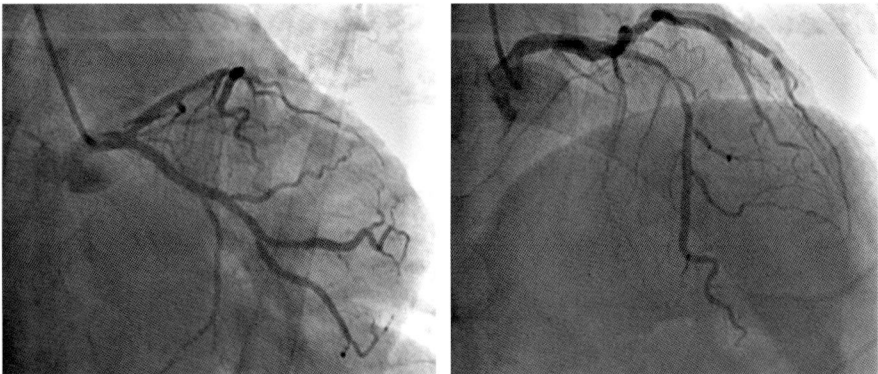

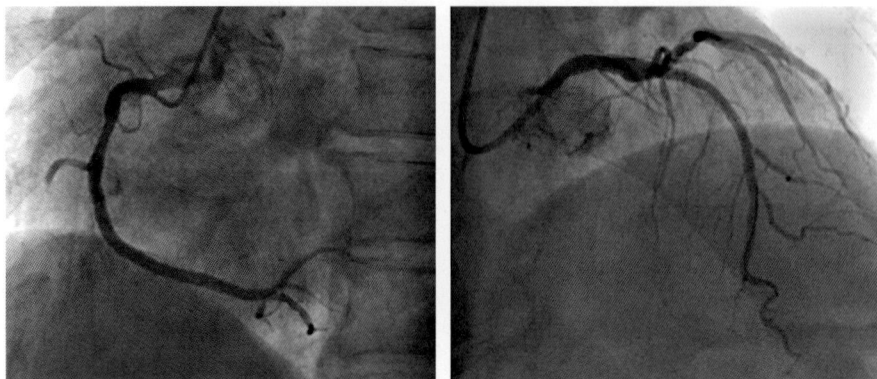

图 7-2　冠状动脉造影

【讨论与总结】

　　此病例为超高危 ASCVD 患者，伴随多个高危因素，未系统用药治疗，导致疾病快速进展。患者 LDL-C 为 4.14mmol/L，属于预计他汀类药物联合依折麦布不能使血脂达标的患者。故根据指南建议，直接启用 PCSK9i 联合他汀类药物治疗，迅速降低血脂水平，稳定斑块。随访期间患者血脂水平管控极佳，病情平稳。强化降脂的优化药物治疗策略在超高危 ASCVD 患者中血脂控制效果明显，并且逆转斑块效果确定、安全性好，增加了临床医师应用 PCSK9i 的信心，给我们选择治疗策略提供了有力证据。

（张磊　王效增）

病例 ⑧

临床新思路——多次介入治疗的超高危 ASCVD 患者

摘要

60 岁男性患者,因"阵发性胸痛 8 年,加重 3 天"入院,2008 年因突发胸痛就诊于当地医院,诊断为急性前壁心肌梗死,从此开启了漫长、频繁、让患者绝望、让医师无奈的治疗过程。至 2022 年 14 年间共植入支架 11 枚,支架内再狭窄经单纯球囊扩张 4 次,其具体情况如下:LAD 共植入支架 7 枚,LCX 植入支架 1 枚,LM-LCX 植入支架 1 枚,RCA 植入支架 2 枚;LAD 支架内经皮冠状动脉腔内成形术(PTCA)3 次,根部 PTCA 1 次。应用支架植入以及反复球囊处理等介入方法后,患者的血压、心率及血糖已经控制得很理想,强化降脂治疗成为重点策略。严格按照国内外指南及专家共识控制血脂,血脂(尤其是低密度脂蛋白)控制仍不达标,随着降脂治疗理念的进展及医学的进步,为进一步降脂加用 PCSK9i。强化降脂治疗后,该病例 2 年内没有复发支架内再狭窄,也没有发生认知功能障碍、肿瘤等不良事件,显示临床在他汀类药物治疗的基础上联合应用 PCSK9i 可以进一步降低 LDL-C 水平,同时也看到了控制血脂对于超高危 ASCVD 患者会带来显著获益。

患者男性,60 岁,以"阵发性胸痛 8 年,加重 3 天"为主诉于 2016 年 12 月 15 日入院。2008 年因突发胸痛就诊于当地医院,诊断为急性前壁心肌梗死,开始了漫长又频繁手术的治疗过程。当年 11 月外院行冠状动脉造影,并于 LAD 中段植入支架 2 枚,症状性质较前减轻,但仍反复发作。2011 年 6 月胸痛再发,外院行冠状动脉造影,于 LAD 植入支架 3 枚,LCX 植入支架 1 枚。2012 年 12 月我院冠状动脉造影显示 LM 末端 30% 狭窄,LCX 口部 40% 狭窄,LCX 远段原支架无再狭窄,OM_1 近段 60%~70% 狭窄,LAD 中段 70%~80% 狭窄,D_1 口部 90% 狭窄,第二对角支(D_2)口部 80% 狭窄,于 LAD 中段植入支架 1 枚。2016 年 12 月突发胸痛至当地医院,诊断为急性广泛前壁心肌梗死,行急诊冠状动脉造影提示 LM 口部 20%~30% 狭窄、末端 20%~30% 狭窄,LAD 根部 100% 病变,LCX 根部 50% 狭窄,RCA 近段支架内内膜增生 30% 狭窄、中远段支架外 40%~50% 狭窄、远段 85%~90% 狭窄,血流 TIMI 3 级,于 LAD 根部行经皮冠状动脉腔内成形术(PTCA)治疗。既往无高血压、糖尿病病史。吸烟 30 余年,已戒烟。

体格检查:脉搏 72 次/min,血压 135/70mmHg。双肺呼吸音清,未闻及啰音和胸膜摩擦音。心律齐,各瓣膜听诊区未闻及杂音。腹部无杂音,双侧脉搏搏动对称,双下肢无水肿。

肝肾功能显示谷丙转氨酶（ALT）47.11U/L（参考范围：9~50U/L），谷草转氨酶（AST）38.71U/L（参考范围：15~40U/L），Cr 57.72μmol/L（参考范围：44~133μmol/L）。血脂检查显示TC 6.52mmol/L（参考范围：0~6.22mmol/L），TG 1.15mmol/L（参考范围：0~1.7mmol/L），HDL-C 0.88mmol/L（参考范围：1.04~1.55mmol/L），LDL-C 4.50mmol/L（参考范围：0~4.14mmol/L），Lp（a）299.2mg/L（参考范围：0~72mg/L）。

结合病史、体格检查及辅助检查结果，初步诊断为冠心病、急性广泛前壁心肌梗死、陈旧性前壁心肌梗死、KillipⅠ级、冠状动脉支架植入术后。行冠状动脉造影检查见 LAD 根部原支架内 60% 狭窄，瘤样扩张，中段原支架内 60% 狭窄，LCX 原支架内无再狭窄，RCA 中段原支架内无再狭窄，远段 60% 狭窄，于 LAD 近中段原支架内行单纯 PTCA（图 8-1）。

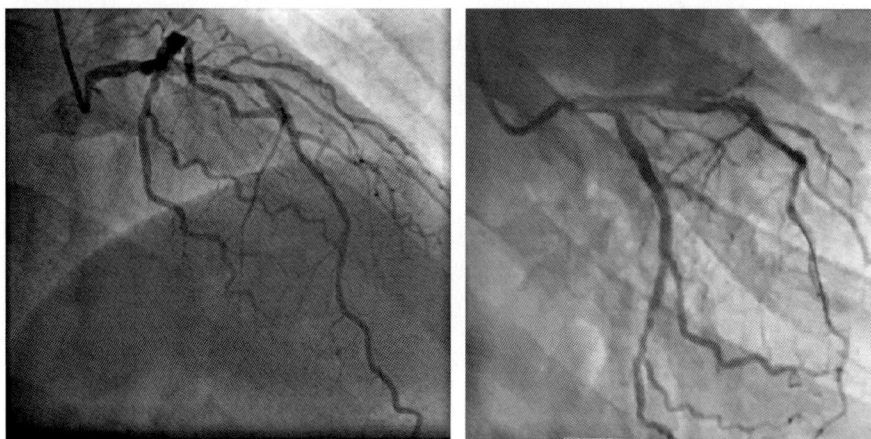

图 8-1　冠状动脉造影

患者于 2017 年 2 月 21 日因"胸痛加重 1 周"再次入院治疗，血脂检查显示 TC 5.10mmol/L，TG 1.17mmol/L，HDL-C 0.68mmol/L↓，LDL-C 3.23mmol/L，Lp（a）353.6mg/L↑。行冠状动脉造影显示 LM 末端 60% 狭窄，LAD 口部至中段原支架内 70%~80% 再狭窄，LCX 口部 80%~90% 狭窄，LCX 远段原支架内轻度内膜增生，RCA 近中段原支架内 50%~60% 再狭窄，RCA 近段 60% 狭窄，血流均 TIMI 3 级，左心室造影提示前壁运动减弱，心尖部室壁瘤形成，LM-LCX 近段植入 Partner 4.0mm×18mm 支架 1 枚，LAD 口部植入 Partner 3.0mm×15mm 支架 1 枚（图 8-2）。

2019 年 6 月 3 日，患者距上次住院 2 年后，因胸痛发作回院复查冠状动脉造影。入院 1 个月前曾患脑梗死。血脂检查显示 TC 3.85mmol/L，TG 1.53mmol/L，HDL-C 0.65mmol/L↓，LDL-C 2.89mmol/L，Lp（a）444mg/L↑。行冠状动脉造影显示 RCA 中段原支架内 100% 闭塞，LM-LCX 近段原支架内 30% 狭窄，LAD 近中段原支架内 95% 再狭窄，于 LAD 近中段原支架内行单纯 PTCA，RCA 远段、中段分别植入支架 1 枚（图 8-3）。

2021 年 3 月 16 日，患者距上次住院 1.7 年后，因胸痛发作回院复查冠状动脉造影。血脂检查显示 TC 4.20mmol/L，TG 0.76mmol/L，HDL-C 0.92mmol/L↓，LDL-C 2.77mmol/L，

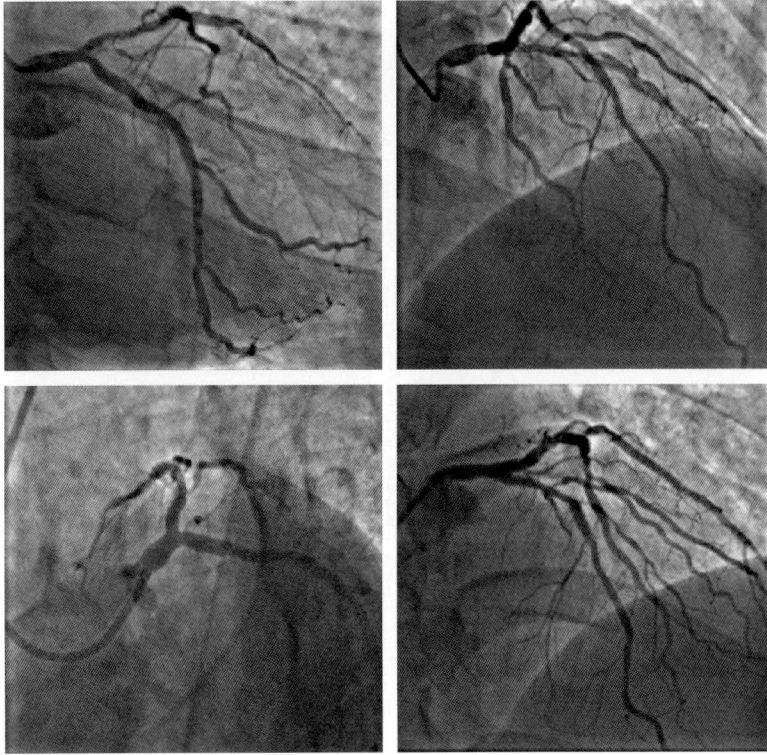

图 8-2　冠状动脉造影

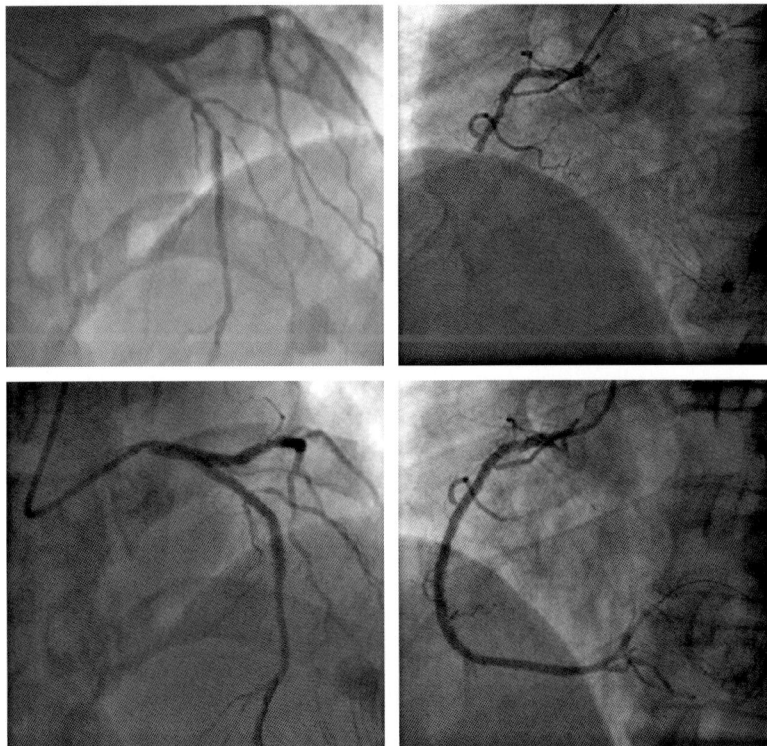

图 8-3　冠状动脉造影

Lp（a）324.7mg/L↑。行冠状动脉造影显示 LAD 中段原支架内 80% 再狭窄，LCX 近段原支架内 20% 再狭窄，RCA 中段原支架内 20% 再狭窄，于 LAD 中段原支架内球囊扩张（图 8-4）。

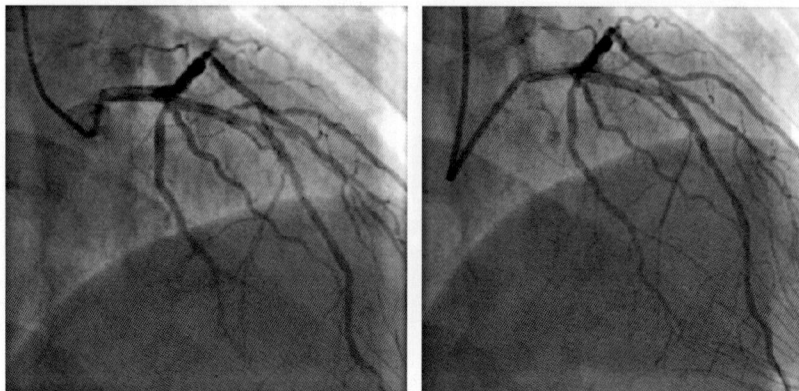

图 8-4　冠状动脉造影

2022 年 11 月 14 日，患者距上次住院 1.7 年后，因胸痛发作回院复查冠状动脉造影，LM-LAD 原支架通畅、无狭窄，LCX 和 RCA 原支架内通畅、无再狭窄（图 8-5）。

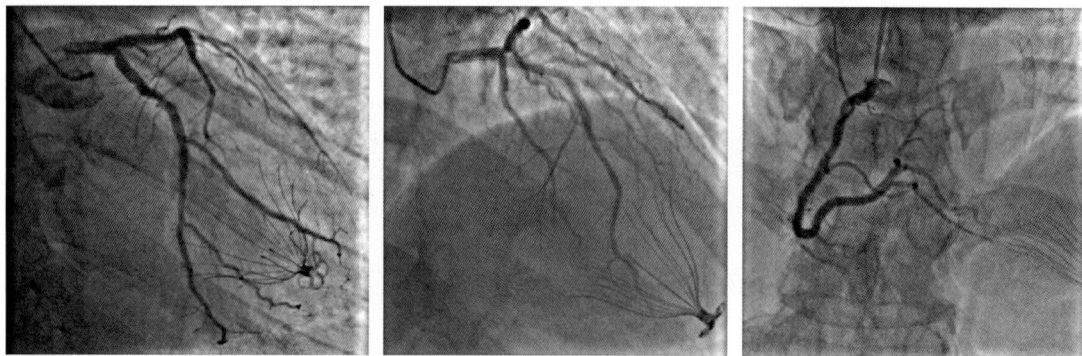

图 8-5　冠状动脉造影

综上所述，该患者在我院 6 年诊疗经过如表 8-1。

患者在 2008—2022 年的 14 年期间共植入支架 11 枚，PTCA 4 次：LAD 共植入支架 7 枚，LCX 植入支架 1 枚，LM-LCX 植入支架 1 枚，RCA 植入支架 2 枚；LAD 支架内 PTCA 3 次，根部 PTCA 1 次。

患者在足量的降脂药物控制下，血脂仍不达标，为进一步降脂，我们采用了加用 PCSK9i 的策略。患者在药物强化治疗的基础上加用 PCSK9i 依洛尤单抗后，LDL-C 降低到了 1.29mmol/L，强化降脂治疗后该病例 2 年内没有复发支架内再狭窄，也没有发生认知功能障碍、肿瘤等不良事件。

表 8-1　该例超高危 ASCVD 患者在 2016—2022 年诊疗经过汇总

	2016 年 12 月	2017 年 2 月	2019 年 6 月	2021 年 3 月	2022 年 11 月
冠状动脉造影	LAD 根部原支架内 60% 狭窄，中段原支架内 60% 狭窄	LM 末端 60% 狭窄，LAD 口部至中段原支架内 70%~80% 再狭窄，LCX 口部 80%~90% 狭窄	RCA 中段原支架内 100% 闭塞，LM-LCX 近段原支架内 30% 狭窄，LAD 近中段原支架内 95% 再狭窄	LAD 中段原支架内 80% 再狭窄，LCX 近段原支架内 20% 再狭窄，RCA 中段原支架内 20% 狭窄	LM-LAD 原支架通畅无狭窄，LCX 和 RCA 原支架内通畅、无再狭窄
手术	LAD 近中段原支架内单纯 PTCA	PCI：LM-LCX 近段植入支架 1 枚，LAD 口部植入 Par 支架 1 枚	LAD 近中段原支架内单纯 PTCA，RCA 远段、中段分别植入支架 1 枚	LAD 中段原支架内球囊扩张	单纯冠状动脉造影
TC	6.52mmol/L	5.10mmol/L	3.85mmol/L	4.20mmol/L	3.14mmol/L
LDL-C	4.50mmol/L	3.23mmol/L	2.89mmol/L	2.77mmol/L	1.29mmol/L
Lp（a）	299.2mg/L	353.6mg/L	444mg/L	324.7mg/L	30.6mg/L
降脂方案	瑞舒伐他汀 20mg	瑞舒伐他汀 20mg+依折麦布	瑞舒伐他汀 20mg+依折麦布	瑞舒伐他汀 10mg+依洛尤单抗	瑞舒伐他汀 10mg+依洛尤单抗

注：ASCVD，动脉粥样硬化性心血管疾病；LAD，左前降支；LM，左主干；LCX，左回旋支；RCA，右冠状动脉；PTCA，经皮冠状动脉腔内成形术；PCI，经皮冠状动脉介入治疗；TC，总胆固醇；LDL-C，低密度脂蛋白胆固醇；Lp（a），脂蛋白 a。

【讨论与总结】

　　本病例属于反复支架内再狭窄病例，虽然应用了支架植入以及反复球囊处理等介入方法，但患者冠状动脉仍反复出现病变，说明药物治疗及危险因素的控制尤为重要，患者的血压、血糖控制良好，血脂通过持续监测始终未达标。由此分析，该患者冠状动脉及支架内反复狭窄与患者血脂控制不佳有密切关系，强化降脂治疗成为我们重点考虑的策略。本病例在足量的降脂药物控制下，血脂控制仍不达标，为进一步降脂，我们采用了加用 PCSK9i 的策略。在加用了 PCSK9i 依洛尤单抗后，血脂降低到了 1.29mmol/L，强化降脂治疗后该病例 2 年内没有复发支架内再狭窄，也没有发生认知功能障碍、肿瘤等不良事件，患者治疗效果肯定且安全耐受性良好。

　　本病例显示在他汀类药物治疗的基础上联合应用 PCSK9i 可以进一步降低 LDL-C 水平，同时也看到了控制血脂对于超高危 ASCVD 患者会带来显著获益。

（李娜　关绍义）

病例 **9**

OCT 指导下对比剂准分子激光治疗支架膨胀不良

摘要

　　55 岁男性患者，因心肌梗死行经皮冠状动脉介入治疗（PCI），术后左前降支因严重钙化未充分预处理导致支架膨胀不良，随即转入首都医科大学附属北京安贞医院。实验室检查发现低密度脂蛋白胆固醇（LDL-C）水平高达 4.51mmol/L。GRACE 评分、CRUSADE 评分、PRECISE-DAPT 评分及 2019 年高出血风险学术研究联合会（ARC-HBR）评估均提示该患者无血栓或出血高风险，结合该患者的其他检查和临床症状，将双联抗血小板治疗（DAPT）方案由阿司匹林＋氯吡格雷升级为阿司匹林＋替格瑞洛，并于 PCI 术前给予依洛尤单抗 140mg × 3 支。光学相干断层成像（OCT）指导下行准分子激光冠状动脉内斑块消蚀术后行球囊扩张术，患者的左前降支最小管腔面积明显提升，支架膨胀及贴壁效果满意。术后患者接受他汀类药物联合依洛尤单抗治疗，在随访的 6 个月内 LDL-C 水平维持在 1.0mmol/L 以下。该病例提示，冠状动脉严重钙化病变须充分预处理；高危患者围手术期使用依洛尤单抗能够降低并发症风险；他汀类药物联合依洛尤单抗应作为冠状动脉复杂病变的"伴侣"。

　　患者男性，55 岁，既往患高血压、2 型糖尿病、高脂血症，且大量吸烟。该患者劳力性呼吸困难 5 年，20 天前因心肌梗死入院，行右冠状动脉（RCA）经皮冠状动脉介入治疗（PCI）；14 天前行左前降支 PCI，因左前降支严重钙化且预处理不充分，导致支架膨胀不良。患者随即转入首都医科大学附属北京安贞医院进一步治疗。入院后心电图提示心功能尚可，与病史相符。实验室检查显示低密度脂蛋白胆固醇（LDL-C）水平高达 4.51mmol/L，糖化血红蛋白（HbA1c）为 8.3%，尿酸为 499.6μmol/L。

　　考虑到该患者并非血栓或出血高危患者（GRACE 评分为 123 分，CRUSADE 评分为 31 分，PRECISE-DAPT 评分为 21 分，同时根据 2019 年 ARC-HBR 标准不具有高出血风险），且 CYP450 2C19 基因多态性监测提示患者为慢代谢者，光比浊法测定血小板凝集率为 18%（AA 途径）、71%（ADP 途径），加之患者左前降支支架严重膨胀不良，医师将患者的双联抗血小板治疗（DAPT）方案由阿司匹林＋氯吡格雷升级为阿司匹林＋替格瑞洛。由于患者 LDL-C 水平较高，PCI 术前给予依洛尤单抗 140mg × 3 支。

　　光学相干断层成像（OCT）可见，患者最小管腔面积（MLA）仅有 1.18mm²；钙化角度为 270°～360°，最大钙化厚度为 1.10mm，钙化长度为 16.2mm，钙化评分为 4 分（图 9-1）。

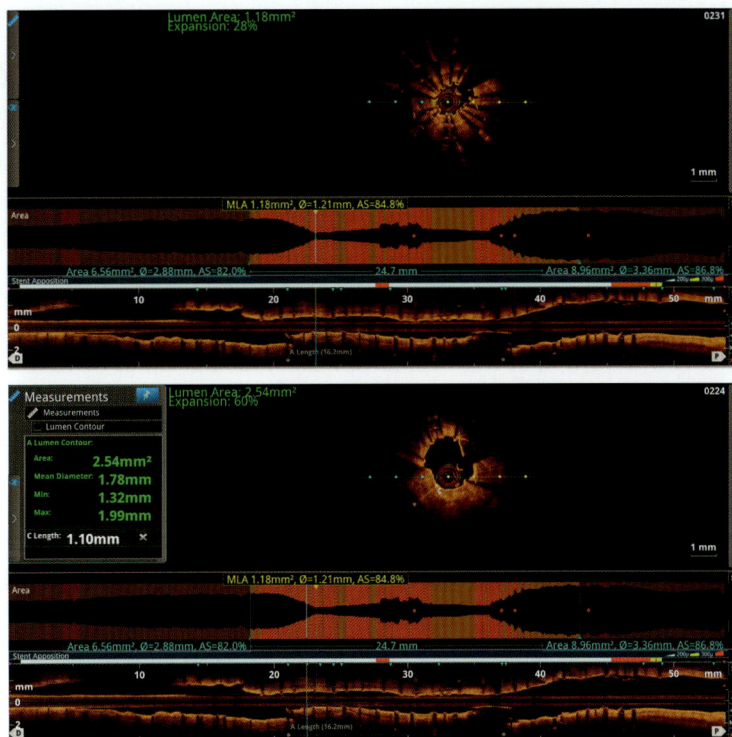

图 9-1　术前光学相干断层成像检查

在 1∶1 对比剂辅助下行准分子激光冠状动脉内斑块消蚀术（ELCA）后，OCT 显示导管通过性明显改善。继而使用 GRIP 乳突球囊（2.5mm×8mm）加压至 22atm 进行扩张，随后使用 NC TREK 球囊（3.0mm×15mm）进一步扩张。OCT（图 9-2）可见最小支架面积（MSA）明显提升，支架膨胀及贴壁较为满意。

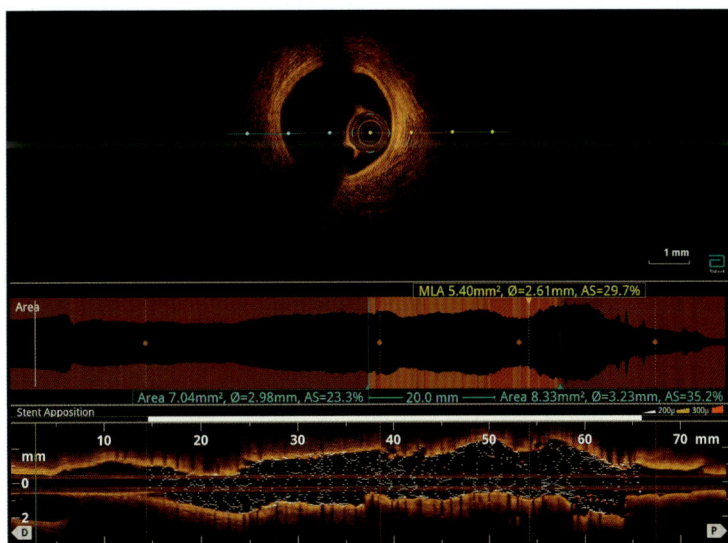

图 9-2　术后光学相干断层成像检查

术后，给予依洛尤单抗 140mg、1 次 /2 周，联合瑞舒伐他汀 10mg、1 次 /d 以及依折麦布 10mg、1 次 /d 规律治疗。3 个月后，患者的 LDL-C 水平由术前的 4.51mmol/L 降至 0.41mmol/L；随即停用依折麦布，将降脂治疗方案改为依洛尤单抗 140mg、1 次 /2 周，联合瑞舒伐他汀 10mg、1 次 /d。术后第 6 个月 LDL-C 水平仍维持在 1.0mmol/L 以下（0.94mmol/L）。

【讨论与总结】

钙化病变的充分预处理是支架植入后理想膨胀的先决条件[1]。未充分预处理会导致支架无法通过、支架勉强通过但药物涂层剐蹭、支架膨胀不良等，甚至可能影响血流，造成急性症状加重甚至心肌梗死。腔内影像学（尤其是 OCT）可对钙化病变进行精准评价，指导预处理方法的选择，评估预处理的充分性。

严重的支架膨胀不良是支架内再狭窄或支架内血栓形成的独立危险因素[2]。ELCA 作为近些年来研究较多的手段之一，在不破坏支架小梁的情况下，对支架外的钙化组织有一定的消融松解作用；尤其在对比剂的"放大效应"下，消融效果倍增，可增加后续器械的通过性，促进支架的充分膨胀。

依洛尤单抗在使用后 4 小时内即可快速降低 PCSK9 水平，使用 1~2 周后可实现 LDL-C 水平 55%~75% 的降低[3]。对于高危 ASCVD 患者围手术期的 LDL-C 控制不良，术前 4~7 天给予依洛尤单抗 420mg（140mg×3 支）能够及时将 LDL-C 控制到较低水平，可能降低围手术期并发症的风险。他汀类药物联合依洛尤单抗应作为冠状动脉复杂病变的"伴侣"。在他汀类药物治疗的基础上，依洛尤单抗的加入能快速、有效地将 LDL-C 水平降至指南推荐的水平，甚至更低。

（翟光耀）

参考文献

[1] YAGINUMA K, WERNER G S. Resolving chronic stent under-expansion in calcified lesion by intravascular lithoplasty[J]. J Cardiol Cases, 2021, 23(3): 136-139.

[2] DOI H, MAEHARA A, MINTZ G S, et al. Impact of post-intervention minimal stent area on 9-month follow-up patency of paclitaxel-eluting stents: An integrated intravascular ultrasound analysis from the TAXUS Ⅳ, Ⅴ, and Ⅵ and TAXUS ATLAS workhorse, long lesion, and direct stent trials[J]. JACC Cardiovasc Interv, 2009, 2(12): 1269-1275.

[3] KASICHAYANULA S, GROVER A, EMERY M G, et al. Clinical pharmacokinetics and pharmacodynamics of evolocumab, a PCSK9 inhibitor[J]. Clin Pharmacokinet, 2018, 57(7): 769-779.

依洛尤单抗对 TCFA 斑块的作用

摘要

中年男性患者，多次发生心血管事件，且合并多项高风险因素。这类极高危 ASCVD 人群，再发心血管事件及死亡风险高，且患者基线血脂水平高，他汀类药物联合依折麦布很难使血脂达标。故根据指南建议，直接启用 PCSK9i 联合他汀类药物治疗，迅速降低血脂水平，稳定斑块。随访期间患者血脂水平管控极佳，各项指标均在指南规定范围内，应用依洛尤单抗 1 年后，TC 由 3.7mmol/L 降至 3.51mmol/L，LDL-C 由 2.21mmol/L 降至 0.79mmol/L，Lp（a）由 10.8nmol/L 降至 7.0nmol/L。冠状动脉造影（CAG）随访显示冠状动脉狭窄减轻，OCT 随访显示斑块趋于稳定且管腔变大。该病例提示，依洛尤单抗治疗获益随着时间延长而不断增加，加用 PCSK9i 对改善患者临床症状和事件结局都将会有极大的益处。

患者 46 岁，男性，因"PCI 术后 4 个月，再发胸痛 1 个月"于 2020 年 8 月 24 日入院。4 个月前因突发急性下壁心肌梗死，于当地医院急诊开通血管，行血栓抽吸＋经皮冠状动脉腔内成形术（PTCA）。1 个月前症状再发，发作频繁，遂来院就诊，入院后评估：SAQ 躯体受限评分为 80 分；SAQ 心绞痛频率评分为 0 分；SAQ 心绞痛稳定性评分为 40 分；GRACE 评分为 93 分（低危）；CRUSADE 评分为 32 分（中危）；PRECISE-DAPT 评分为 3 分（低风险，双联抗血小板治疗至少 12 个月）。既往有脑梗死 4 个月，服用胞磷胆碱、尼麦角林对症治疗；高血压病史 1 年，最高达 150/100mmHg（美托洛尔 25mg，2 次/d）；高脂血症 1 个月（阿托伐他汀 20mg）；2 型糖尿病 1 个月（伏格列波糖 0.2mg，3 次/d）；睡眠呼吸暂停病史 3 年，未系统诊治。吸烟史 20 年，2 包/d，心肌梗死后仍未戒烟；大量饮酒史 20 年。否认家族遗传病史。

体格检查：血压 139/98mmHg，心率 60 次/min，体重 105kg，身高 1.74m，BMI 34.68kg/m^2，心、肺、腹查体未见明显异常。

实验室检查：血常规显示白细胞计数（WBC）7.91×10^9/L，血红蛋白（Hb）128g/L，血小板计数（PLT）271×10^9/L。血糖水平显示空腹血糖（FBG）7.66mmol/L↑，HbA1c 6.2%，餐后 2 小时血糖（P2BG）8.54mmol/L↑。血生化及炎症检查显示 ALT 13U/L，AST 10U/L，估计肾小球滤过率（eGFR）105ml/（min·1.73m^2），Hcy 11.6μmol/L，超敏 C 反应蛋白（hsCRP）5.07g/L。血脂水平检查显示 TG 1.03mmol/L，TC 3.70mmol/L，

HDL-C 0.99mmol/L↓，LDL-C 2.21mmol/L↑（阿托伐他汀 20mg、1 次 / 晚），Lp（a）10.8nmol/L。

心电图显示窦性心律，心率 66 次 /min，偶发室上性期前收缩，陈旧性下壁心肌梗死。超声心动图显示主动脉根部内径（AO）37mm，LA 44mm，IVS 13mm，左心室舒张末期内径（LVEDD）54mm，左心室收缩末期内径（LVESD）37mm，右心室内径（RV）24mm，左心室射血分数（LVEF）59%，左心室下壁基底段节段性室壁运动异常。

结合病史、体格检查及辅助检查结果，诊断为急性冠状动脉综合征，不稳定型心绞痛，陈旧性下壁心肌梗死，心功能 I 级（NYHA 分级）；陈旧性脑梗死；高血压 2 级（极高危）；2 型糖尿病；高脂血症（他汀类药物治疗效果不佳）；睡眠呼吸暂停综合征。2020 年 4 月 14 日首次 STEMI（下壁）时冠状动脉造影见图 10-1；2020 年 8 月 24 日第二次急性冠状动脉综合征（ACS）时冠状动脉造影见图 10-2。

LAD 开口行 OCT 检查：MLA 7.53mm^2，平均直径为 2.99mm，最小直径为 2.05mm，最大直径为 4.29mm，FCT 为 30μm，脂质弧为 133°，薄纤维帽粥样硬化斑块（TCFA）长度为 3.1mm，巨噬细胞浸润（图 10-3）。

药物治疗：阿司匹林 100mg、1 次 /d；替格瑞洛 90mg、2 次 /d；阿托伐他汀 40mg、1 次 / 晚；依洛尤单抗 140mg、1 次 /2 周皮下注射；琥珀酸美托洛尔缓释片 47.5mg、1 次 /d；苯磺酸氨氯地平片 5mg、1 次 /d。

1 年后随访：①症状评分：SAQ 躯体受限评分 80 分→87 分，SAQ 心绞痛频率评分 0 分→50 分，SAQ 心绞痛稳定性评分 40 分→100 分。②体重：105kg→104kg。③个人史：吸烟 20 支 /d→13 支 /d；戒酒。④SF-36 生活质量评分：119.95 分→123.4 分。⑤血脂水平随访见图 10-4。⑥影像学随访：2021 年 8 月 26 日复查冠状动脉造影（图 10-5），复查 OCT（图 10-6）。⑦患者 OCT 指标变化见图 10-7。

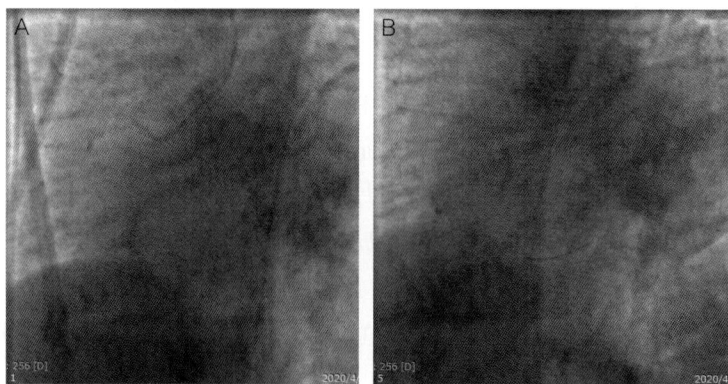

图 10-1　第一次冠状动脉造影
A. RCA 近段闭塞，血栓负荷重；B. 血栓抽吸＋PTCA 术后。

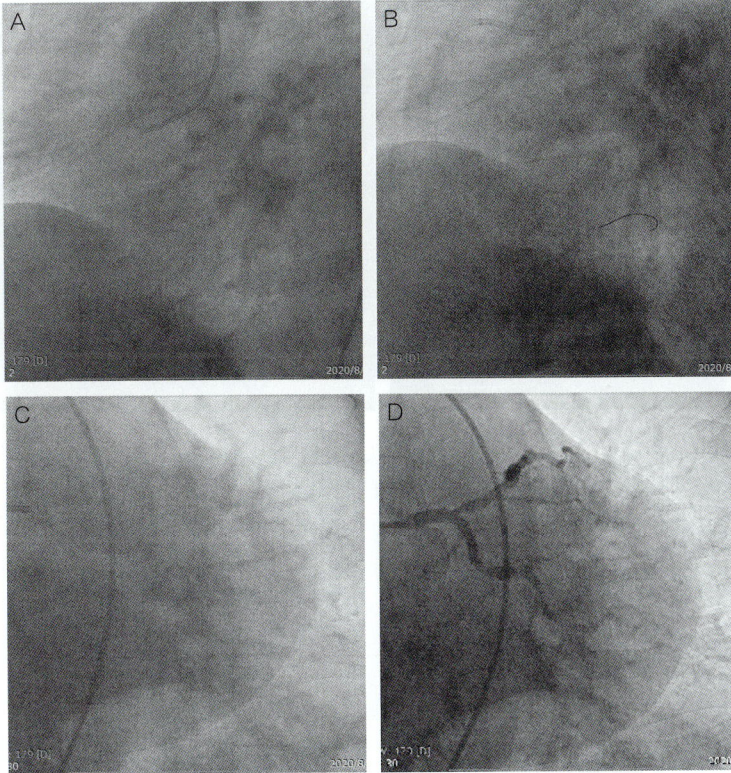

图 10-2 第二次冠状动脉造影

A~C. RCA 中段重度狭窄，LAD 开口狭窄 60%，LCX 近段狭窄 50%；
D. RCA 中段 PCI 术后，LAD 开口发现易损斑块。

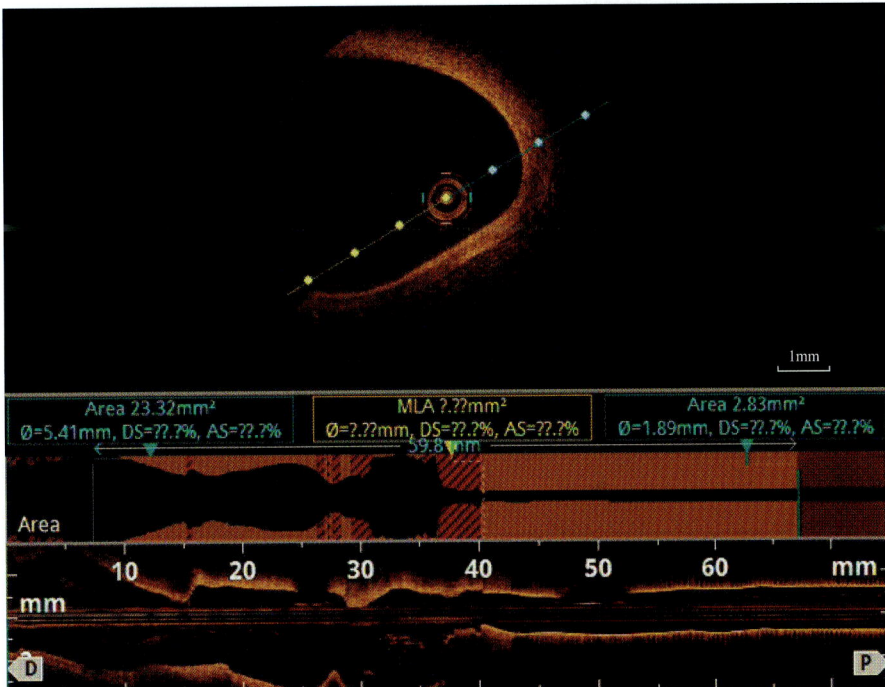

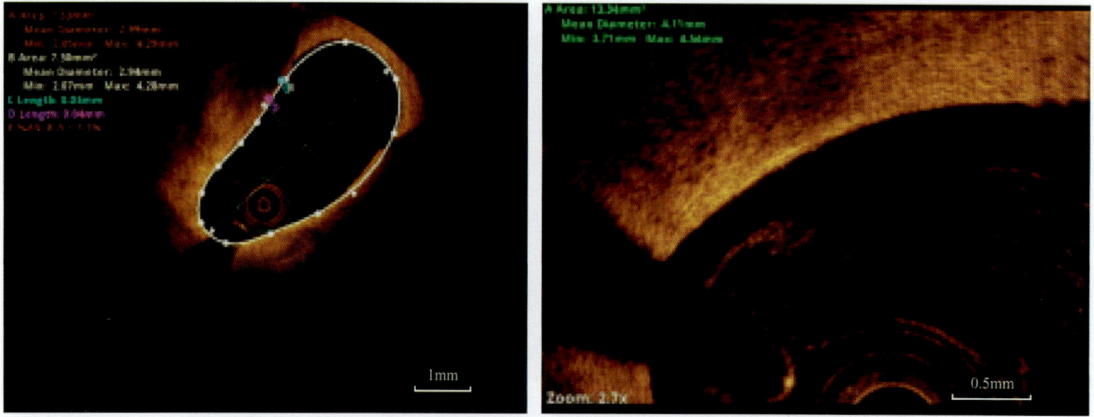

图 10-3　OCT 检查

可见巨噬细胞浸润（11—12 点钟位置）。

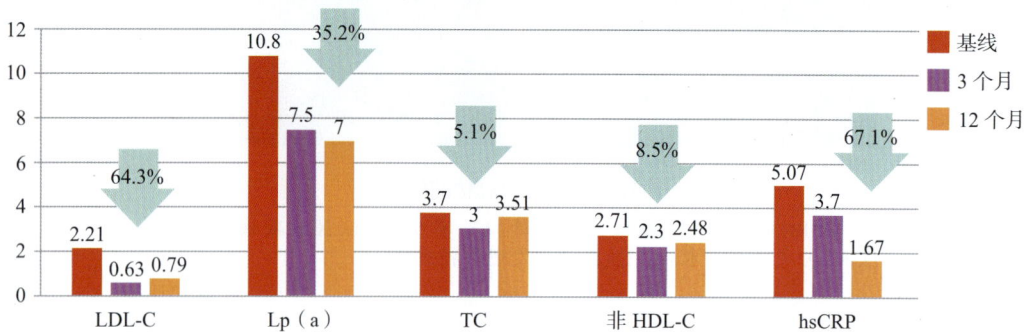

图 10-4　血脂水平

LDL-C，低密度脂蛋白胆固醇，单位为 mmol/L；Lp（a），脂蛋白 a，单位为 nmol/L；TC，总胆固醇，单位为 mmol/L；非 HDL-C，非高密度脂蛋白胆固醇，单位为 mmol/L；hsCRP，超敏 C 反应蛋白，单位为 g/L。

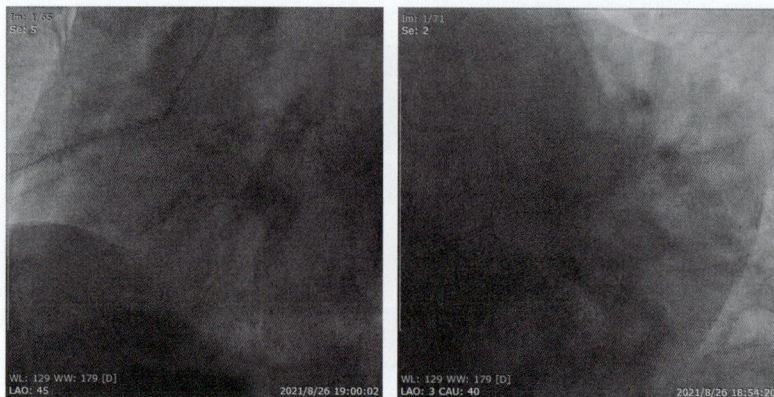

图 10-5　复查冠状动脉造影

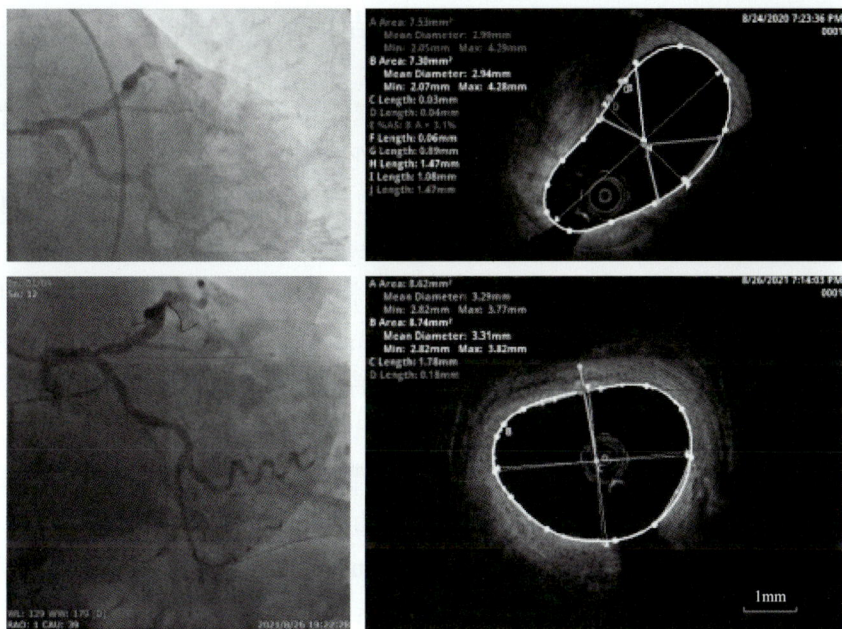

图 10-6　复查 OCT

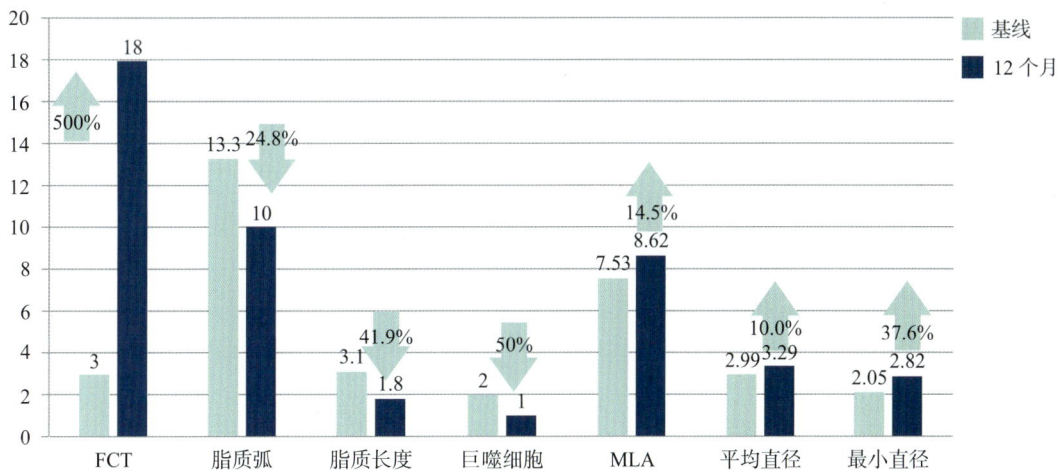

图 10-7　OCT 指标变化

FCT，纤维帽厚度，数值须 ×10，单位为 μm；脂质弧，数值须 ×10，基线和 12 个月分别为 133° 和 100°；脂质长度，单位为 mm；巨噬细胞，单位为个；MLA，最小管腔面积，单位为 mm^2；平均直径，单位为 mm；最小直径，单位为 mm。

【PCSK9i 用药策略】

PCSK9i 用药理由：超高危 ASCVD 患者，再发心血管事件，多支血管病变，LAD 开口重要部位临界病变。

PCSK9i 使用方法：PCSK9i 依洛尤单抗，140mg/支，皮下注射，1 次/2 周，建议长期使用。

【讨论与总结】

根据《2018年美国心脏协会血脂管理指南》《中国胆固醇教育计划调脂治疗降低心血管事件专家建议（2019）》《超高危动脉粥样硬化性心血管疾病患者血脂管理中国专家共识》，该患者为极高风险/超高危ASCVD患者。有3次主要心血管事件：①4个月前突发急性下壁心肌梗死，于当地医院急诊开通血管，行血栓抽吸+PTCA；②1个月前患者症状再发，诊断为不稳定型心绞痛；③陈旧性脑梗死。同时合并多个高风险因素：①高血压2级（极高危）；②2型糖尿病；③吸烟；④血脂控制不佳。针对极高风险/超高危ASCVD人群，再发心血管事件及死亡风险高，且患者基线血脂水平高，他汀类药物联合依折麦布很难使血脂达标。故根据指南建议，直接启用PCSK9i联合他汀类药物治疗，迅速降低血脂水平，稳定斑块。随访期间患者血脂水平管控极佳，各项指标均在指南规定范围内，应用依洛尤单抗1年后，TC由3.7mmol/L降至3.51mmol/L，LDL-C由2.21mmol/L降至0.79mmol/L，Lp（a）由10.8nmol/L降至7.0nmol/L。冠状动脉造影随访显示RCA原支架通畅，LAD开口狭窄已降为中度，LCX近段狭窄降为轻度。患者OCT随访显示FCT增加、脂质弧降低、脂质长度减少、巨噬细胞等级下降；MLA增加、管腔平均直径增加、最小直径增加。患者未再发生任何心血管事件，亦无任何药物相关不良事件。通过这个病例，我们看到长期应用PCSK9i不仅没有事件再发，LDL-C达标，还看到斑块微观结构变化，斑块稳定性增加，管腔直径增加，减少了支架的植入，对改善患者临床症状和事件结局都将有极大益处。

（张宇晨　南楠）

冠状动脉多支病变 PCI 术后斑块风险管理

摘要

　　61 岁男性患者，因"反复咳嗽 1 个月余，伴胸痛 10 天"入院。心电图提示急性下壁心肌梗死；冠状动脉造影发现冠状动脉三支病变；基线 TC 水平为 4.02mmol/L，LDL-C 水平为 2.53mmol/L。行右冠状动脉 PCI，同时给予抗血小板、降脂等治疗。经评估为超高危 ASCVD 患者，常规降脂治疗很难使血脂达标，故根据指南建议，直接启用 PCSK9i 联合他汀类药物治疗，迅速降低血脂水平，稳定斑块。出院后随访期间 LDL-C 维持在 1.4mmol/L 以下，未再发生任何心血管事件。PCI 术后 1 年复查冠状动脉造影，提示冠状动脉狭窄程度减轻，心功能改善。该病例提示，依洛尤单抗长期治疗能够持续降低 LDL-C 水平，增加斑块的稳定性，从而降低心血管事件风险。

　　患者男性，61 岁，因"反复咳嗽 1 个月余，伴胸痛 10 天"入院。1 个月前无明显诱因出现咽喉痒伴咳嗽，咳出白色泡沫痰，无明显发热、胸闷胸痛、头晕乏力、恶心呕吐、腹痛腹泻等症状。10 天前突发呛咳后出现剧烈咳嗽，伴胸前区胀痛，咳嗽缓解后胀痛好转。3 天前咳嗽加重，影响夜间睡眠，来呼吸内科就诊。肺部高分辨率 CT（HRCT）平扫提示右肺下叶实性结节，以良性结节为首先考虑；两肺散在少量炎症；少量心包积液。心电图显示窦性心律，符合急性下壁心肌梗死心电图表现，如电轴左偏、T 波改变。既往健康状况良好，否认糖尿病、心脏病、肾病等病史。母亲有冠心病，曾行冠状动脉支架植入术。

　　体格检查：神志清楚，精神可。气管居中，颈静脉无怒张，颈静脉回流征阴性，双肺呼吸音清，双下肺未闻及明显湿啰音。心律齐，各瓣膜听诊区未闻及明显病理性杂音，未闻及心音分裂等。双下肢无明显水肿。

　　常规心电图（图 11-1）及心电向量图提示窦性心律，符合急性下壁心肌梗死心电图表现，如电轴左偏、T 波改变；超声心动图提示左心室壁节段性运动减弱（LVEF 44%），左心室舒张功能减退，主动脉瓣、二三尖瓣轻度反流（图 11-2）；基线 TC 水平为 4.02mmol/L，LDL-C 水平为 2.53mmol/L，肝功能正常（表 11-1）。

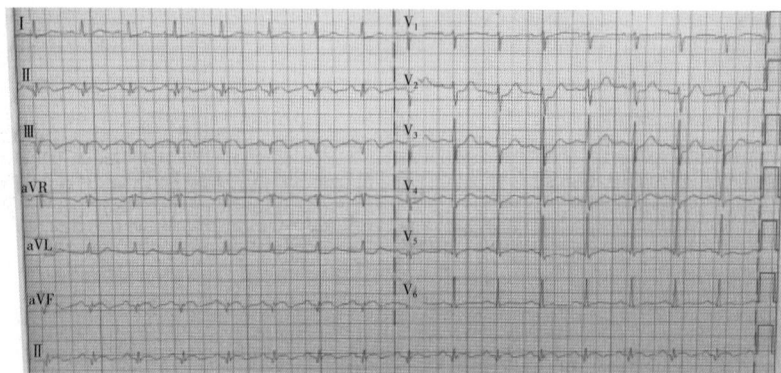

图 11-1 常规心电图

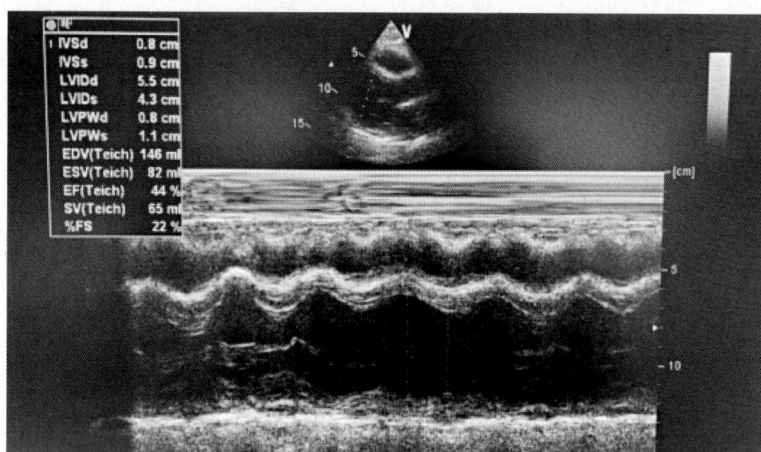

图 11-2 超声心动图

表 11-1 血生化检查

项目名称	结果	单位	参考范围	项目名称	结果	单位	参考范围
TG	0.93	mmol/L	0.3 ~ 1.7	ALT	9	U/L	15 ~ 40
TC	4.02	mmol/L	3.14 ~ 5.86	AST	13	U/L	9 ~ 50
HDL-C	0.94	mmol/L	0.78 ~ 1.81	EPI-cr	73	ml/min	
LDL-C	**2.53**	mmol/L	1.31 ~ 3.29	Cr	95	μmol/L	57 ~ 111
VLDL-C	0.55	mmol/L	0.31 ~ 1.25	UA	392	μmol/L	208 ~ 428
				GLU	5.7	mmol/L	3.9 ~ 6.1

注：TG，甘油三酯；TC，总胆固醇；HDL-C，高密度脂蛋白胆固醇；LDL-C，低密度脂蛋白胆固醇；VLDL-C，极低密度脂蛋白胆固醇；ALT，谷丙转氨酶；AST，谷草转氨酶；EPI-cr，慢性肾脏病流行病学协作组公布的肌酐公式；Cr，肌酐；UA，尿酸；GLU，葡萄糖。

结合病史、体格检查及辅助检查，初步诊断为急性冠状动脉综合征、心功能Ⅱ级，行冠状动脉造影＋PTCA＋药物洗脱支架植入术，术中见左主干正常，左前降支近段 70% 狭窄，中段轻度心肌桥；左回旋支近段 80% 狭窄；右冠状动脉弥漫性病变，中段 95% 狭窄，中远段 70% 狭窄（图 11-3）。行右冠状动脉 PCI，并予替格瑞洛联合阿司匹林抗血小板、阿托伐他汀 1 次 /d 联合依洛尤单抗 1 次 /2 周降脂稳定斑块、美托洛尔降低心肌耗氧、沙库巴曲缬沙坦改善心脏重塑等治疗。

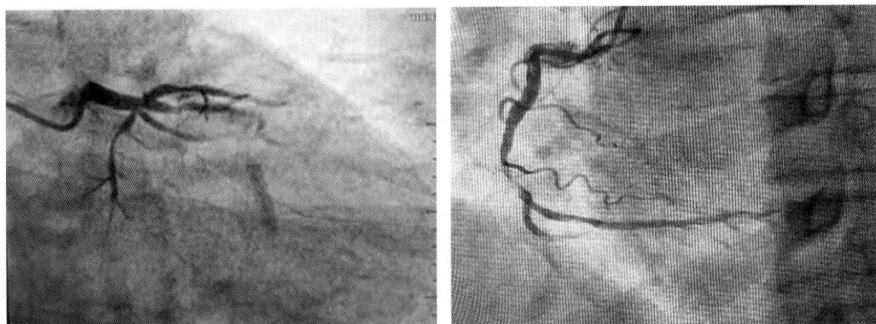

图 11-3 冠状动脉造影

出院后随访期间 LDL-C 维持在 0.44～0.55mmol/L（表 11-2～表 11-4），患者未再发生任何心血管事件。

表 11-2 2021 年 3 月 29 日血生化检查

项目名称	结果	单位	参考范围	项目名称	结果	单位	参考范围
TG	1.57	mmol/L	0.3～1.7	ALT	26	U/L	15～40
TC	1.98	mmol/L	3.14～5.86	AST	24	U/L	9～50
HDL-C	1.06	mmol/L	0.78～1.81	EPI-cr	74	ml/min	
LDL-C	**0.44**	mmol/L	1.31～3.29	Cr	94	μmol/L	57～111
VLDL-C	0.48	mmol/L	0.31～1.25	UA	450	μmol/L	208～428
				GLU	6.89	mmol/L	3.9～6.1

表 11-3 2021 年 6 月 22 日血生化检查

项目名称	结果	单位	参考范围	项目名称	结果	单位	参考范围
TG	1.00	mmol/L	0.3～1.7	ALT	30	U/L	15～40
TC	2.12	mmol/L	3.14～5.86	AST	24	U/L	9～50
HDL-C	1.31	mmol/L	0.78～1.81	EPI-cr	85	ml/min	

续表

项目名称	结果	单位	参考范围	项目名称	结果	单位	参考范围
LDL-C	**0.55**	mmol/L	1.31~3.29	Cr	84	μmol/L	57~111
VLDL-C	0.26	mmol/L	0.31~1.25	UA	436	μmol/L	208~428
				GLU	6.57	mmol/L	3.9~6.1

表 11-4　2021 年 9 月 12 日血生化检查

项目名称	结果	单位	参考范围	项目名称	结果	单位	参考范围
TG	0.98	mmol/L	0.3~1.7	ALT	33	U/L	15~40
TC	2.07	mmol/L	3.14~5.86	AST	29	U/L	9~50
HDL-C	1.33	mmol/L	0.78~1.81	EPI-cr	82	ml/min	
LDL-C	**0.49**	mmol/L	1.31~3.29	Cr	86	μmol/L	57~111
VLDL-C	0.25	mmol/L	0.31~1.25	UA	431	μmol/L	208~428
				GLU	6.77	mmol/L	3.9~6.1

出院 1 年后复查 TC 为 2.06mmol/L，LDL-C 为 0.46mmol/L，肝肾功能正常（表 11-5）。常规心电图显示窦性心律，符合陈旧性下壁心肌梗死心电图表现（图 11-4）。超声心动图显示左心室壁运动节段性异常，左心室舒张功能减退（图 11-5）。

表 11-5　1 年后复查血生化

项目名称	结果	单位	参考范围	项目名称	结果	单位	参考范围
TG	1.23	mmol/L	0.3~1.7	ALT	34	U/L	15~40
TC	2.06	mmol/L	3.14~5.86	AST	30	U/L	9~50
HDL-C	1.43	mmol/L	0.78~1.81	EPI-cr	76	ml/min	
LDL-C	**0.46**	mmol/L	1.31~3.29	Cr	98	μmol/L	57~111
VLDL-C	0.25	mmol/L	0.31~1.25	UA	447	μmol/L	208~428
				GLU	6.78	mmol/L	3.9~6.1

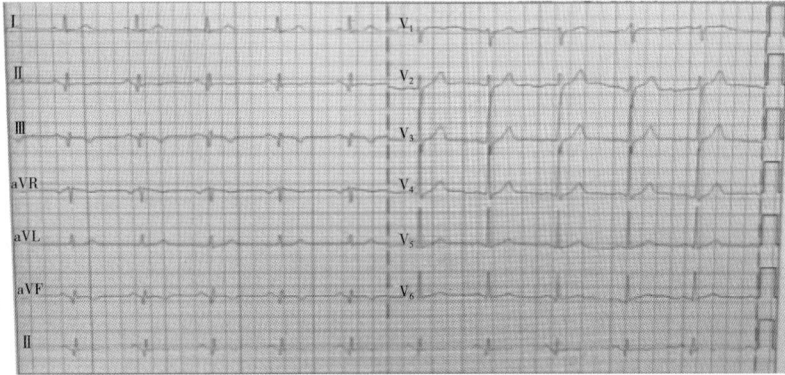

图 11-4　复查心电图

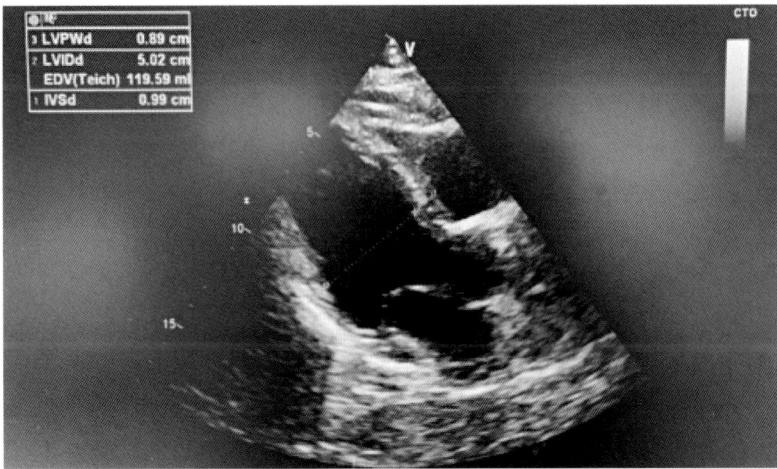

图 11-5　复查超声心动图

复查冠状动脉造影显示左主干正常；左前降支近段 70% 狭窄，中段轻度心肌桥；左回旋支近段 80% 狭窄；右冠状动脉支架内未见狭窄（图 11-6）。诊断为慢性稳定型心绞痛、冠状动脉粥样硬化性心脏病、陈旧性心肌梗死（下壁）、冠状动脉支架植入后状态、心功能 I 级。

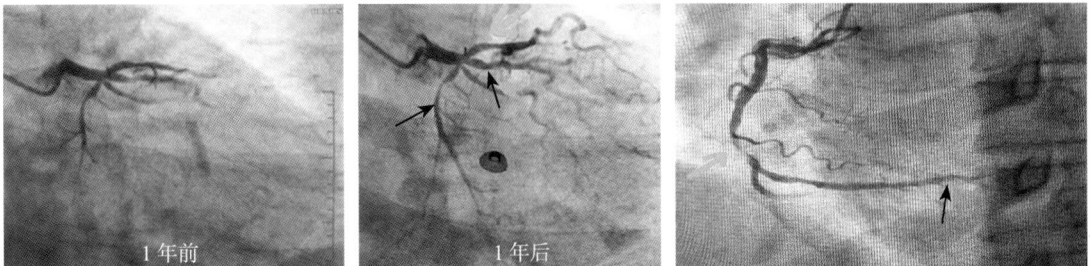

图 11-6　复查冠状动脉造影

【讨论与总结】

患者系中老年男性，为超高危 ASCVD 患者，发生急性下壁心肌梗死，冠状动脉三支病变。ACS 患者在罪犯病变之外常有多个非罪犯病变同时存在，PCI 并不能改变 ACS 患者斑块的不稳定状态。开通罪犯血管只是治疗的开始，系统性治疗更加重要。

按照指南推荐，超高危 ASCVD 患者的 LDL-C 水平应控制至 1.4mmol/L 以下且降幅达 50% 以上[1]。针对超高危 ASCVD 人群，且基线血脂水平高者，预估他汀类药物联合依折麦布很难使血脂达标。故根据指南建议，直接启用 PCSK9i 联合他汀类药物治疗，迅速降低血脂水平，稳定斑块。在行介入治疗后，继续给予 PCSK9i 治疗，持续、稳定地控制血脂水平。随访期间患者血脂水平管控极佳，各项指标均在指南规定范围内，应用依洛尤单抗 1 年后，TC 由 4.02mmol/L 降至 2.06mmol/L，LDL-C 由 2.53mmol/L 降至 0.46mmol/L。依洛尤单抗长期治疗能够持续降低 LDL-C 水平，增加斑块纤维帽厚度，减小脂质弧，增加斑块的稳定性[2]。该患者术后 1 年冠状动脉造影随访显示左前降支近端及左回旋支近段狭窄处狭窄程度较 1 年前减轻，右冠状动脉支架内未见狭窄，患者未再发生任何心血管事件，并且心功能得到显著改善。依洛尤单抗注射液联合他汀类药物的强化降脂方案，在这例超高危患者身上体现了较好的临床结局。

（王齐齐）

参考文献

[1] 中华医学会心血管病学分会动脉粥样硬化与冠心病学组，中华心血管病杂志编辑委员会. 超高危动脉粥样硬化性心血管疾病患者血脂管理中国专家共识[J]. 中华心血管病杂志，2020，48（4）：280-286.

[2] YANO H, HORINAKA S, ISHIMITSU T. Effect of evolocumab therapy on coronary fibrous cap thickness assessed by optical coherence tomography in patients with acute coronary syndrome[J]. J Cardiol, 2020, 75(3): 289-295.

病例 12

冠状动脉斑块管理——手术与药物治疗并重

摘要

　　70 岁女性患者，因"阵发性胸痛 3 年，加重 5 天"入院。患者平素血脂异常，不规律服用阿托伐他汀。患者入院后查 LDL-C 3.48mmol/L；心电图及超声心动图未见明显异常。冠状动脉造影检查提示冠状动脉多支弥漫性狭窄，狭窄程度为 85%～98%；行左冠状动脉前降支、钝缘支、回旋支中远段药物涂层球囊扩张后，仍有不同程度的残余狭窄、夹层，回旋支远端严重夹层，血流分级 TIMI 0～1 级。术后直接启用 PCSK9i 联合他汀类药物治疗，迅速降低血脂水平，稳定斑块。术后 1 年 LDL-C 降至 1.06mmol/L。冠状动脉造影复查提示斑块逆转，血管内径增加，冠状动脉状态甚至优于 1 年前术后即刻状态。该病例提示，对于高危 ASCVD 患者，应该尽早使用依洛尤单抗强化降脂治疗，稳定斑块。冠心病的治疗是手术与药物并重的综合治疗。

　　患者女性，70 岁，因"阵发性胸痛 3 年，加重 5 天"入院。3 年前活动时出现胸骨后疼痛、胸闷，持续约 2 分钟，休息后缓解，未予重视，5 天前上述症状再发并加重，伴气促。患者平素血脂异常，不规律服用阿托伐他汀。既往有高血压病史 5 年，规律服药，血压控制尚可。父亲死于心肌梗死，母亲死于脑梗死。

　　体格检查：神志清楚，精神可。气管居中，颈静脉无怒张，颈静脉回流征阴性，双肺呼吸音清，双下肺未闻及明显湿啰音。心律齐，各瓣膜听诊区未闻及明显病理性杂音，未闻及心音分裂等。双下肢无明显水肿。

　　入院后测肝肾功能、CK-MB、肌钙蛋白、NT-proBNP 测定都在正常范围；LDL-C 3.48mmol/L；心电图（图 12-1）及超声心动图未见明显异常。

　　结合病史、体格检查及辅助检查，初步诊断为胸痛查因，冠心病？高血压 3 级（很高危）。行冠状动脉造影检查提示左冠状动脉前降支弥漫性狭窄，中段局限性严重狭窄，狭窄程度为 85%；左冠状动脉回旋支弥漫性狭窄，大钝缘支近段狭窄最重处，狭窄程度为 95%，回旋支中远段次全闭塞，狭窄最重处程度为 98%；右冠状动脉轻中度弥漫性狭窄。行左冠状动脉前降支、钝缘支、回旋支中远段药物涂层球囊扩张，右冠状动脉暂时药物保守治疗。药物涂层球囊处理部位狭窄完全消失，左冠状动脉前降支远端非罪犯血管仍有部分残余狭窄。最后的药物涂层球囊扩张后，有不同程度的残余狭窄、夹层，左冠状动脉回旋支远端严重夹层，血流分级 TIMI 0～1 级（图 12-2）。

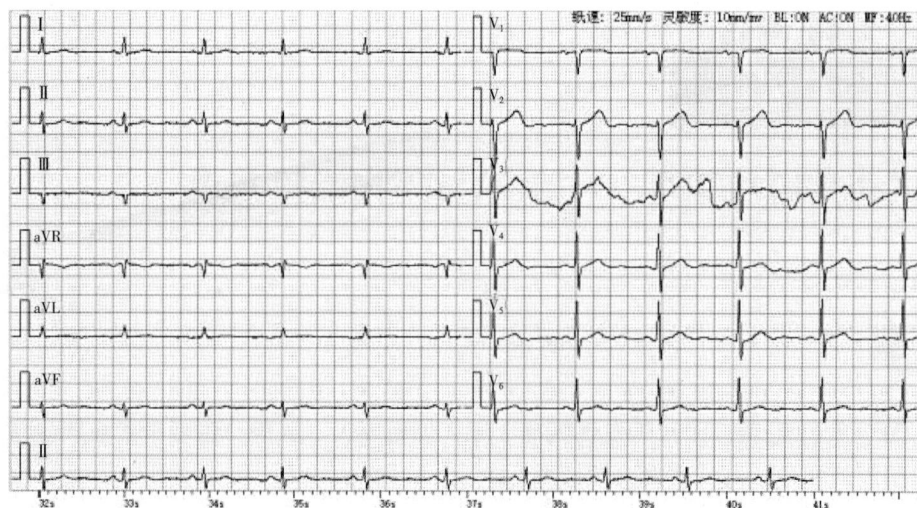

图 12-1　常规心电图

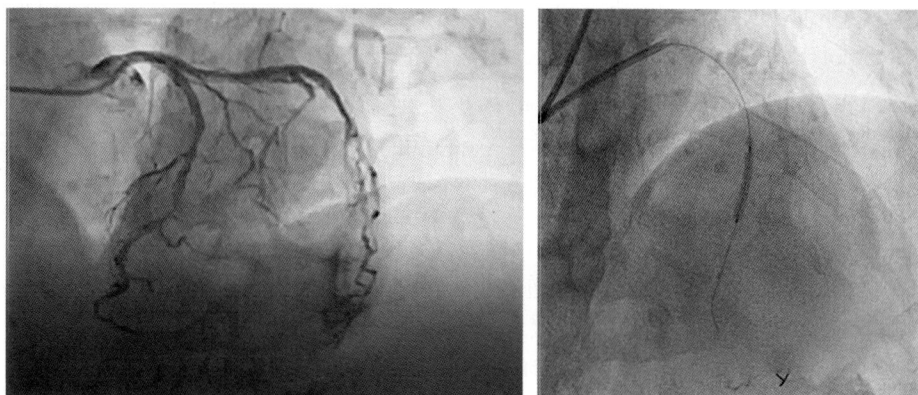

图 12-2　冠状动脉造影

　　因患者基线 LDL-C 较高，预测单用他汀类药物或联合依折麦布难以达标，术后予阿托伐他汀、依折麦布、依洛尤单抗联合治疗，术后 1 个月 LDL-C 降至 1.63mmol/L。随后患者因经济原因改为阿托伐他汀联合依折麦布治疗，术后 3 个月 LDL-C 为 2.81mmol/L，阿托伐他汀加量至 40mg，术后 6 个月 LDL-C 仍为 2.32mmol/L；再次联用依洛尤单抗，术后 12 个月住院复查 LDL-C 降至 1.06mmol/L，达到指南推荐的标准。复查冠状动脉造影提示左冠状动脉前降支接近正常，1 年前药物涂层球囊扩张部位未见再狭窄，并且发现冠状动脉血管状态优于 1 年前 PCI 术后即刻水平，回旋支、钝缘支远端残余狭窄消失，血管内径增加，提示冠状动脉斑块有逆转（图 12-3）。

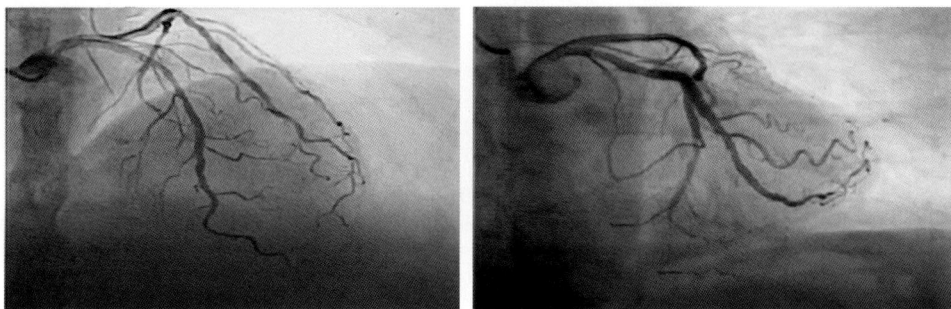

图 12-3　冠状动脉造影

【讨论与总结】

　　患者系老年女性，基线 LDL-C 水平高，严重的冠状动脉病变，多支弥漫病变伴扭曲、钙化，属于超高危 ASCVD 患者。手术效果不理想，术后仍有残余狭窄、夹层，血流接近 TIMI 0 级。

　　按照指南推荐，超高危 ASCVD 患者的 LDL-C 水平应控制至 1.4mmol/L 以下且降幅达 50% 以上[1]。针对超高危 ASCVD 人群，且基线血脂水平高者，预估他汀类药物联合依折麦布很难使血脂达标。故根据指南建议，术后直接启用 PCSK9i 联合他汀类药物治疗，迅速降低血脂水平，稳定斑块。术后 1 个月患者 LDL-C 水平明显下降，接近指南推荐标准。后因经济原因停用依洛尤单抗，LDL-C 恢复到 2.81mmol/L，再次启用依洛尤单抗半年后，LDL-C 降至 1.06mmol/L。依洛尤单抗长期治疗能够持续降低 LDL-C 水平，增加斑块纤维帽厚度，减小脂质弧，增加斑块的稳定性[2]。该患者术后 1 年冠状动脉造影复查提示斑块逆转，血管内径增加，冠状动脉状态甚至优于 1 年前术后即刻状态。该病例提示，对于高危 ASCVD 患者，应该尽早使用依洛尤单抗强化降脂治疗，稳定斑块。冠心病的治疗是手术与药物并重的综合治疗。

（禹海文）

参考文献

[1] 中华医学会心血管病学分会动脉粥样硬化与冠心病学组，中华心血管病杂志编辑委员会. 超高危动脉粥样硬化性心血管疾病患者血脂管理中国专家共识 [J]. 中华心血管病杂志，2020，48（4）：280-286.

[2] YANO H, HORINAKA S, ISHIMITSU T. Effect of evolocumab therapy on coronary fibrous cap thickness assessed by optical coherence tomography in patients with acute coronary syndrome[J]. J Cardiol, 2020, 75(3): 289-295.

启动 PCSK9i 降脂使 PCI 术后患者斑块稳定

摘要

　　57 岁男性患者，因"间断胸闷、胸痛 14 年，再发 1 个月"入院，入院后查 LDL-C 6.20mmol/L，治疗方案为 CAG+PCI。出院后患者规律服药，平素偶有间断性胸闷发作，复查冠状动脉造影提示仍有残余病变，患者拒绝行支架植入治疗，故加用依洛尤单抗以强效降脂治疗。患者血脂控制欠佳时病变有进展，加用依洛尤单抗后 LDL-C 维持在较低水平，长期达标，病情稳定。该病例通过临床真实世界反馈，提示依洛尤单抗可强效降脂，稳定和逆转斑块，延缓动脉粥样硬化进展，从而降低远期心血管事件发生风险，且不增加不良反应发生率，安全且有效。

　　患者男性，57 岁，以"间断胸闷、胸痛 14 年，再发 1 个月"为主诉于 2017 年 8 月 2 日入院。吸烟史 30 余年，2～3 包/d，平时饮酒少量，均未戒，否认高血压及糖尿病病史。

　　辅助检查：TG 1.88mmol/L，TC 7.74mmol/L，LDL-C 6.20mmol/L。24 小时动态心电图显示窦性心律，偶发房性期前收缩。肝肾功能、血糖、离子、肌钙蛋白及 CK-MB 正常。

　　结合病史、体格检查及辅助检查结果，初步诊断为：冠心病，不稳定型心绞痛；心律失常，偶发房性期前收缩；血脂异常，高甘油三酯血症，高胆固醇血症，高低密度脂蛋白胆固醇血症。

　　治疗方案为 CAG+PCI。冠状动脉造影提示 RCA 1# 100% 狭窄，RCA 2# 50% 狭窄，RCA 3# 50% 狭窄，LAD 6# 40% 狭窄，LAD 7# 50% 狭窄，LAD 9# 50% 狭窄，LCX 11# 70% 狭窄。于 RCA 病变处经球囊扩张后，成功植入支架 1 枚。

　　术后用药：①抗血小板治疗：阿司匹林 100mg、1 次/d 口服，氯吡格雷 75mg、1 次/d 口服；②调脂稳定斑块：瑞舒伐他汀 10mg、依折麦布 10mg、1 次/d 口服；③控制心室率：琥珀酸美托洛尔缓释片 47.5mg、1 次/d 口服；④营养心肌：曲美他嗪片 20mg、1 次/d 口服。

　　出院后患者规律服药，平素偶有间断性胸闷发作，为求进一步诊疗并评估冠状动脉，2019 年 7 月再次入院复查 CAG（图 13-1）。

　　医生建议行二次 PCI，患者拒绝，选择保守治疗，调整治疗方案：①抗血小板治疗：阿司匹林 100mg、1 次/d 口服，替格瑞洛 90mg、2 次/d 口服；②调脂稳定斑块：瑞舒伐他汀 10mg、1 次/d 口服，依洛尤单抗 140mg、1 次/2 周皮下注射；③控制心室率：琥珀酸美托洛尔缓释片 47.5mg、1 次/d 口服；④缓解心绞痛：单硝酸异山梨酯一次 20mg，必要时

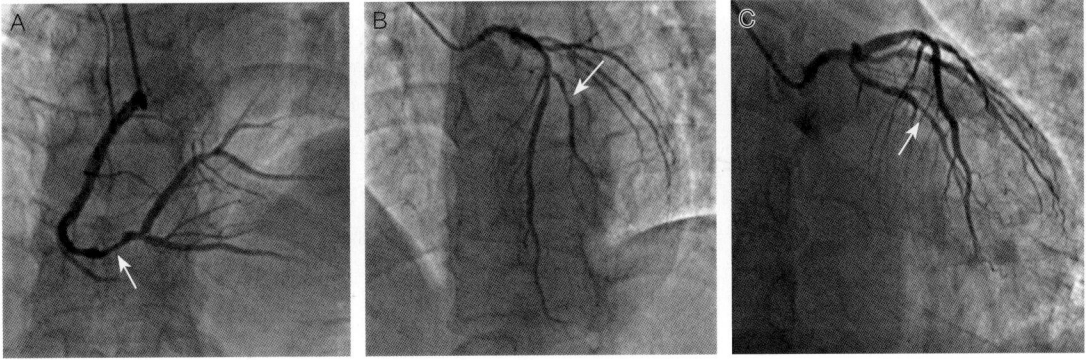

图 13-1　第一次术后 2 年 CAG
A. 右冠状动脉；B. 对角支；C. 回旋支。

2 ~ 3 次/d，口服。

　　患者规律用药及随访，血脂控制理想（图 13-2）。

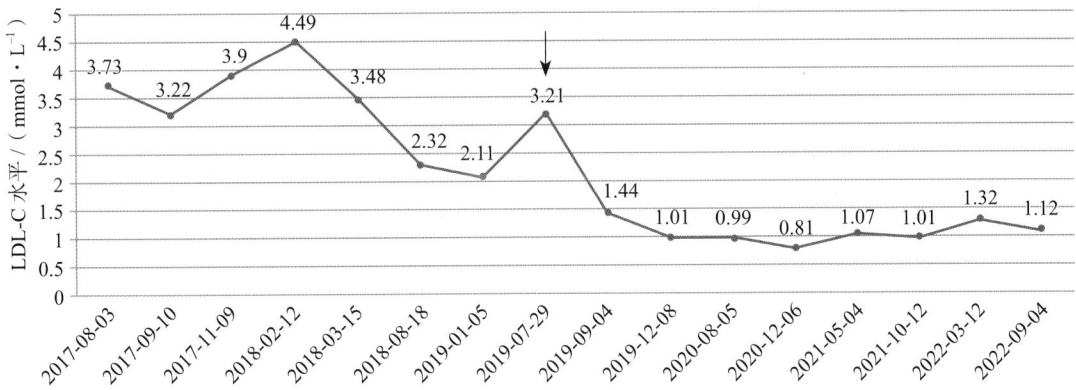

图 13-2　LDL-C 变化曲线
2019 年 7 月 29 日加用 PCSK9i（箭头所示）。

　　患者 2023 年 2 月 5 日再次入院复查 CAG（图 13-3）。

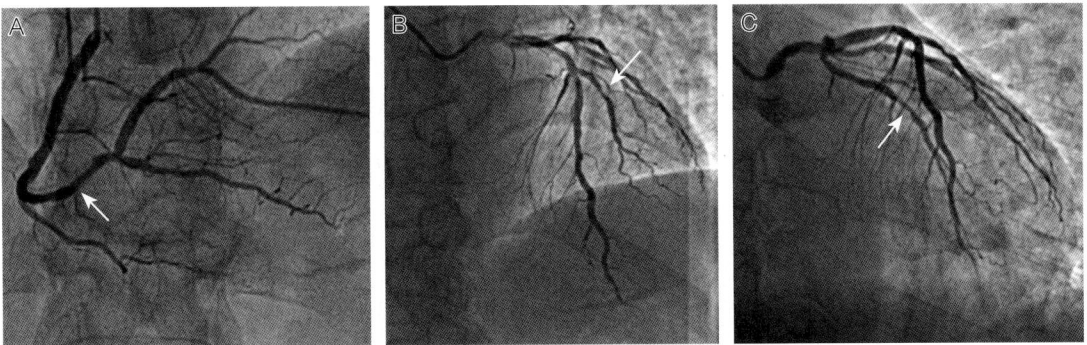

图 13-3　启用 PCSK9i 3 年半后 CAG
A. 右冠状动脉；B. 对角支；C. 回旋支。

【讨论与总结】

　　冠状动脉性心脏病患者应尽早启动强化降脂治疗，稳定和逆转斑块，延缓动脉粥样硬化进展，从而降低远期心血管事件发生风险。在稳定性冠心病患者中，加用依洛尤单抗强化降脂治疗 26 周即可减小动脉硬化斑块体积，增加最小纤维帽厚度，使斑块更稳定。通过临床真实事件反馈，提示依洛尤单抗可强效降脂，不增加不良反应发生率，安全且有效。

（任媛）

病例 14

超高危 ASCVD 患者血脂的全程管理——1 例年轻 ACS 患者带来的临床思考

摘要

46 岁男性患者，因急性下壁、后壁心肌梗死入院，急诊造影提示：右冠状动脉中段 80% 弥漫性狭窄；左前降支近段 40% 狭窄；左前降支中段 70% 弥漫性狭窄；左回旋支近段 100% 狭窄，于左回旋支病变处经血栓抽吸后，成功植入支架 1 枚。术后予以抗血小板、控制心室率、控制血糖及强化调脂治疗，具体降脂方案为阿托伐他汀 20mg、依折麦布 10mg 1 次/d 口服，依洛尤单抗 140mg、1 次/2 周皮下注射。1 年后复查造影可见斑块明显逆转，LDL-C 控制理想，提示临床应用依洛尤单抗确实是一种积极、有效的稳定逆转斑块并且真正降低心血管疾病事件发生率的方案。

患者男性，46 岁，2022 年 2 月 20 日首次入院，患者就诊当天无明显诱因突发剧烈胸痛，呈压榨感并向后背放射，伴大汗淋漓，口唇发绀、恶心未吐，自行含服硝酸甘油 1 片无改善，急救人员予 120mg 阿司匹林嚼服后转运至急诊。急诊查血压 80/60mmHg，心电图提示急性下壁、后壁心肌梗死，急诊造影提示：右冠状动脉中段 80% 弥漫性狭窄；左前降支近段 40% 狭窄；左前降支中段 70% 弥漫性狭窄；左回旋支近段 100% 狭窄，于左回旋支病变处经血栓抽吸后，成功植入支架 1 枚（图 14-1）。既往发现空腹血糖异常 4 个月，自行口服二甲双胍治疗，血糖控制不佳，吸烟史 20 余年，20 支/d，否认高血压病史。

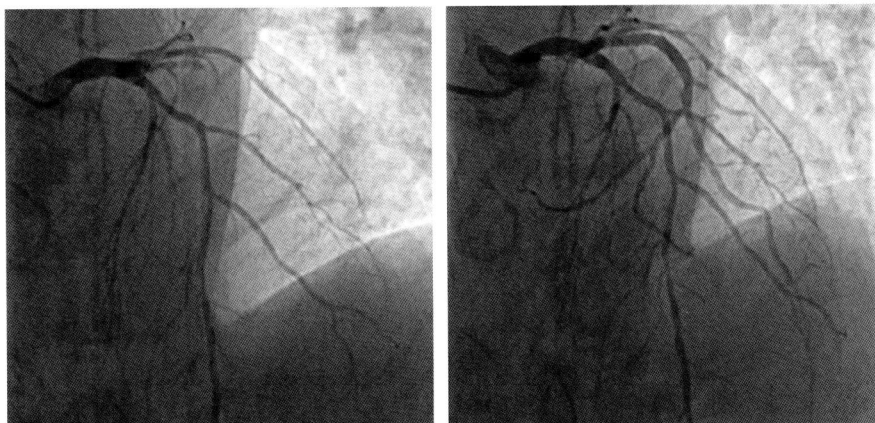

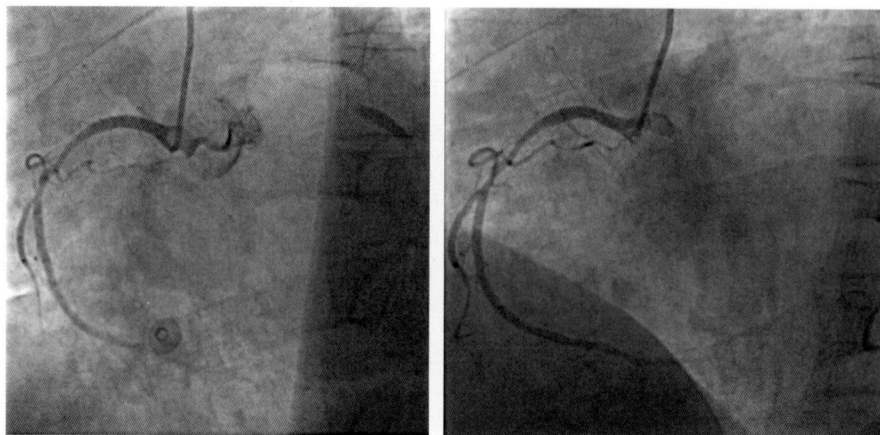

图 14-1 冠状动脉造影

2022 年 2 月 20 日心电图显示窦性心律，下壁心肌梗死（分期不确定）；ST-T 改变。2022 年 2 月 28 日超声心动图显示左心室心肌节段性变薄，运动异常；左心房大；左心室舒张功能减低，左心室射血分数正常（EF 59%）。

结合病史、体格检查及辅助检查结果，初步诊断为：冠心病，急性下壁、后壁心肌梗死（Killip Ⅰ级）；急诊冠状动脉造影，血栓抽吸及支架植入术后；2 型糖尿病；高甘油三酯血症；心律失常，窦性心动过缓。

术后予以抗血小板、控制心室率、控制血糖及强化调脂治疗，具体降脂方案为阿托伐他汀 20mg、依折麦布 10mg 1 次/d 口服，依洛尤单抗 140mg、1 次/2 周皮下注射。患者症状明显好转，出院后规律治疗，按时随访。

患者仍偶有间断性胸痛发作，数分钟后好转，为求进一步诊疗并评估冠状动脉，于 2023 年 2 月 27 日再次入院，行冠状动脉造影提示血管斑块明显逆转（表 14-1，表 14-2）。

表 14-1　患者冠状动脉造影变化情况

部位	首次造影	复查造影	病变长度	其他
RCA 中段	80%	50%	弥漫性 - 无	
LAD 近段	40%	30%		
LAD 中段	70%	50%	弥漫性 - 无	
LCX 近段	100%	30%		血栓 - 无

注：RCA，右冠状动脉；LAD，左前降支；LCX，左回旋支。

表 14-2　患者心功能及血脂变化情况

	2022-02-21	2022-02-24	2023-02-27	正常范围	单位
NT-proBNP	323.8	565.0	67.75	<125	pg/ml
cTnI	129.8	20.391	0.003	0 ~ 0.026	ng/ml

续表

	2022-02-21	2022-02-24	2023-02-27	正常范围	单位
LDL-C	2.2	1.4	0.50	0 ~ 3.64	mmol/L
TG	6.98	3.73	1.35	0 ~ 1.70	mmol/L

注：NT-proBNP，N 端 -B 型钠尿肽前体；cTnI，心肌肌钙蛋白 I；LDL-C，低密度脂蛋白胆固醇；TG，甘油三酯。

【讨论与总结】

该患者首次急性心肌梗死发作时，冠状动脉造影提示右冠状动脉中段弥漫性阻塞 80%，左前降支近段阻塞 40%、中段弥漫性阻塞 70%。应用他汀类药物＋依折麦布＋依洛尤单抗强化降脂治疗 1 年后，患者血脂水平明显下降，冠状动脉造影提示右冠状动脉中段阻塞 50%，左前降支近段阻塞 30%、中段阻塞 50%，且左回旋支近段支架内无再狭窄。由于其明确属于超高危 ASCVD 患者，LDL-C 水平需降低至 <1.4mmol/L 且降幅≥50%，从而达到稳定逆转斑块作用。

这个事实表明，应用依洛尤单抗可能对心血管系统产生积极的影响。这一影响是通过与 PCSK9 靶向结合，增加低密度脂蛋白受体（LDL-R）降解 LDL 颗粒的作用，在他汀类药物治疗的基础上，进一步强化降脂，稳定逆转斑块，并可能对血管壁的炎症反应和血小板聚集起到保护作用，进而通过改善血管内皮功能来改善冠状动脉狭窄，从而减轻心肌缺血的程度。

总之，这个事实提醒我们，应用依洛尤单抗确实是一种积极、有效的稳定逆转斑块并且真正降低心血管疾病事件发生率的方案。

（邹麓）

病例 **15**

冠心病应用 PCSK9i 长期随访

摘要

　　62 岁男性患者，因"间断胸闷、气短 6 年"入院，患者半年前无明显诱因出现胸闷、气短，于当地医院诊断为冠心病，植入支架 4 枚，9 个月后患者因胸闷、气短较前加重，造影发现 LCX 支架内再狭窄，给予药物涂层球囊治疗。长期随访过程中应用他汀类药物＋依折麦布治疗，患者 LDL-C 仍不能达标，故及时应用依洛尤单抗，严格将 LDL-C 控制在较低水平。本病例印证了在他汀类药物基础上联合依洛尤单抗可稳定冠状动脉粥样硬化斑块，显著降低心血管事件再发风险。

　　患者男性，62 岁，以"间断胸闷、气短 6 年"为主诉入院。半年前无明显诱因出现胸闷、气短，无胸痛大汗，无心慌，遂就诊于当地医院，诊断为冠心病，完善相关检查（图 15-1）后于行冠状动脉支架植入手术，植入支架 4 枚，近半个月患者自觉偶有胸闷，为求进一步诊治入院。既往有糖尿病病史 20 年，平时每天 3 次服用二甲双胍、阿卡波糖控制血糖，空腹血糖可控制在 6mmol/L，餐后血糖未测；否认高血压病史；否认脑卒中等其他慢性病病史。

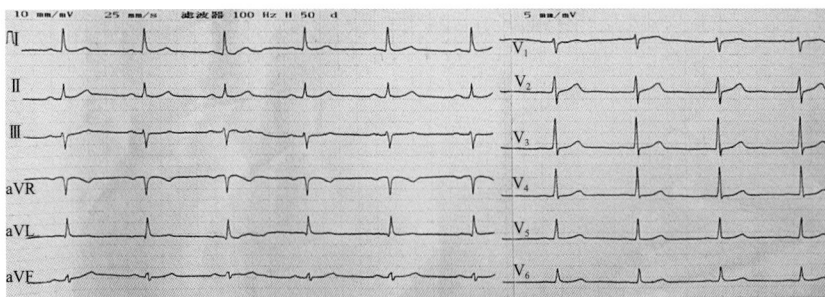

图 15-1　常规心电图

　　结合病史、体格检查及辅助检查结果（图 15-2），初步诊断为：冠心病，不稳定型心绞痛；冠状动脉造影术后；2 型糖尿病。

　　降脂药物应用阿托伐他汀 20mg、1 次/d 口服。2017 年 5 月患者因胸闷、气短较前加重于当地医院住院，造影发现 LCX 支架内再狭窄（图 15-3），再次到我院治疗。

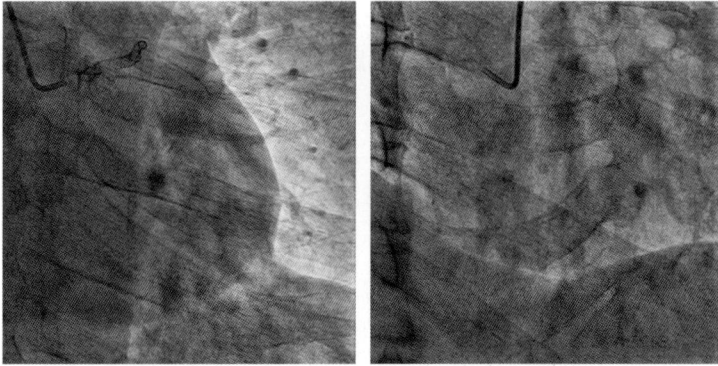

图 15-2 冠状动脉造影

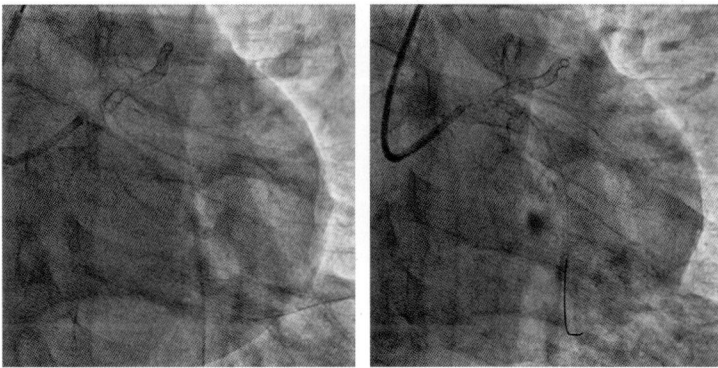

图 15-3 冠状动脉造影

调整降脂药物治疗方案，在阿托伐他汀治疗的基础上加用依折麦布。2018 年 7 月患者因胸闷不适再次住院治疗，造影显示主支病变未进展，钝缘支（OM）开口狭窄加重。2019 年 6 月患者到我院住院复查，因低密度脂蛋白胆固醇为 2.39mmol/L，遂加用依洛尤单抗 140mg、1 次/2 周皮下注射，未行造影复查。2019 年 12 月患者因胸闷不适再次住院治疗，再次行造影复查提示病变未进展，建议患者继续阿托伐他汀联合依洛尤单抗治疗。2022 年 6 月患者自觉胸闷不适再次入院，冠状动脉造影未见病变进展（图 15-4），因患者间断有

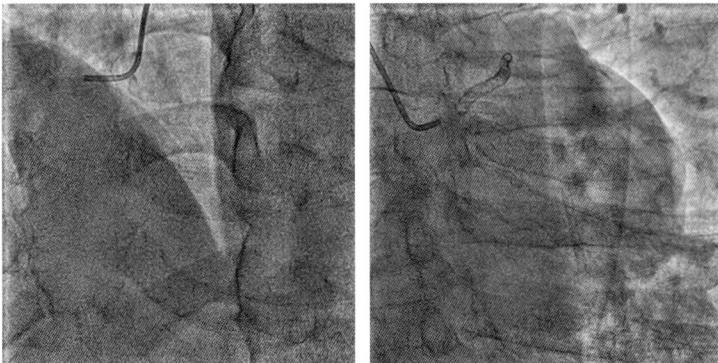

图 15-4 冠状动脉造影

胸闷、气短症状，考虑 D_1 及 OM 较大且存在严重狭窄，完善冠状动脉造影血流储备分数检查（CaFFR，图 15-5）后行介入治疗，术后胸闷、气短症状明显缓解。

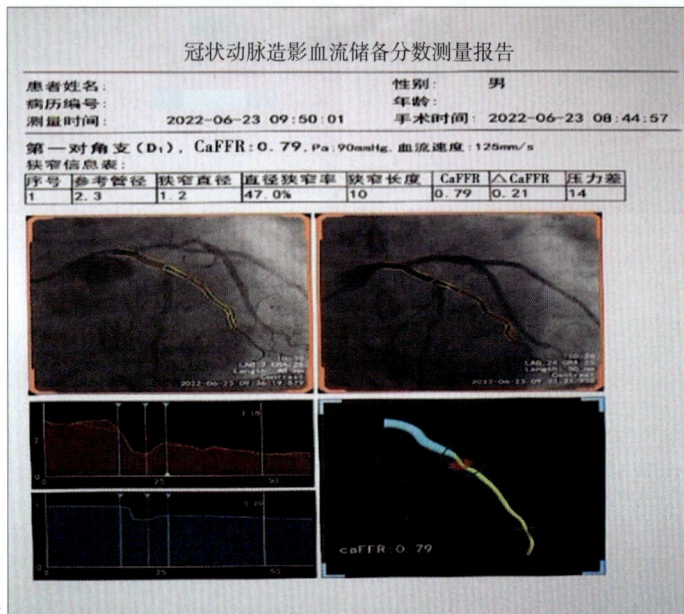

图 15-5　冠状动脉造影血流储备分数测量报告

根据随访记录，患者 2016—2019 年 LDL-C 水平控制欠佳，2019 年 6 月应用依洛尤单抗后血脂达标，有效稳定了血管斑块，控制了斑块进展。

【讨论与总结】

该患者支架植入手术后出现再狭窄，给予药物涂层球囊治疗。长期随访过程中应用他汀类药物＋依折麦布治疗，患者 LDL-C 仍不能达标。随着患者分支病变出现进展，严重影响患者生活质量。及时应用依洛尤单抗后患者 LDL-C 明显下降，长期维持在 1.4mmol/L 以下，有效稳定了血管斑块，控制了斑块进展。通过本病例我们看到 ACS 患者早期使用依洛尤单抗，可进一步降低 LDL-C 水平，显著提高 ACS 患者 LDL-C 达标率。本病例再次印证了在他汀类药物基础上联合依洛尤单抗可稳定冠状动脉粥样硬化斑块，显著降低心血管事件再发风险。

（张新忠）

病例 16

超高危 ASCVD 患者应用依洛尤单抗临床经验及病例讨论

摘要

本文通过分析两个典型的超高危 ASCVD 患者诊治过程，观察到 PCSK9i 依洛尤单抗有助于强效迅速安全降脂，他汀类药物联合依洛尤单抗早期、持续、规律用药可获得更大的 LDL-C 降幅，继而稳定斑块成分、降低斑块体积、有效逆转斑块，更大限度降低心血管事件发生风险，值得临床推荐应用。

【病例 1】

患者男性，41 岁，以"突发胸痛半小时"为主诉于 2022 年 2 月 25 日入院。半小时前在打篮球后出现心前区针扎样疼痛，持续不缓解，无其余不适，于急诊就诊，床旁心电图提示胸前导联（$V_2 \sim V_5$）ST 段抬高约 1mV，血生化检查提示肌钙蛋白 11.192μg/L，诊断为急性前壁心肌梗死，予阿司匹林 300mg+氯吡格雷 300mg+阿托伐他汀钙片 40mg 嚼服后行急诊 PCI 处置，于 LAD 植入支架 1 枚，即刻胸痛症状改善，收入病房系统诊治。

入院心电图显示前壁导联 ST 段改变（图 16-1）；超声心动图显示左心室壁节段性运动异常，EF 56%。

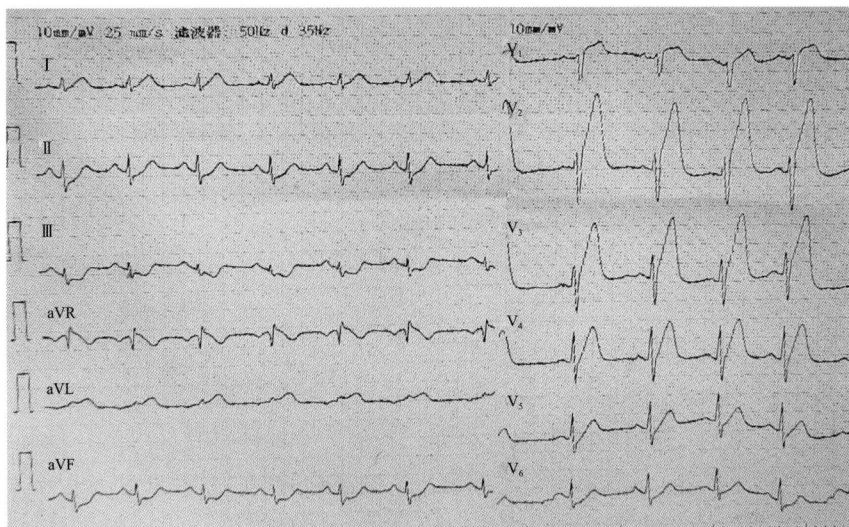

图 16-1　入院心电图

住院诊断为急性前壁心肌梗死、Killip Ⅰ级、冠心病。分析其危险因素，包括早发冠心病、吸烟、高 BMI。药物治疗方案：抗血小板聚集、抗凝（出院后停用）、抑制心室重塑及强化降脂；具体降脂方案为在瑞舒伐他汀 10mg 联合依折麦布 10mg 的基础上加用依洛尤单抗 140mg 间隔 2 周皮下注射，强化降脂、稳定斑块（嘱院外持续应用依洛尤单抗并定期随访）。

出院后规律随访，可见依洛尤单抗用药期间 LDL-C 维持在较低水平（表 16-1），且支架持续通畅（图 16-2），斑块更加稳定。

表 16-1　脂代谢水平

单位：mmol/L

项目	时间				
	2022-02-26	2022-04-13	2022-06-08	2022-08-08	2023-02-13
总胆固醇（TC）	3.62	2.60	1.51	1.62	1.37
高密度脂蛋白胆固醇（HDL-C）	1.03	1.06	1.07	1.09	1.12
低密度脂蛋白胆固醇（LDL-C）	2.15	1.21	0.33	0.28	0.16

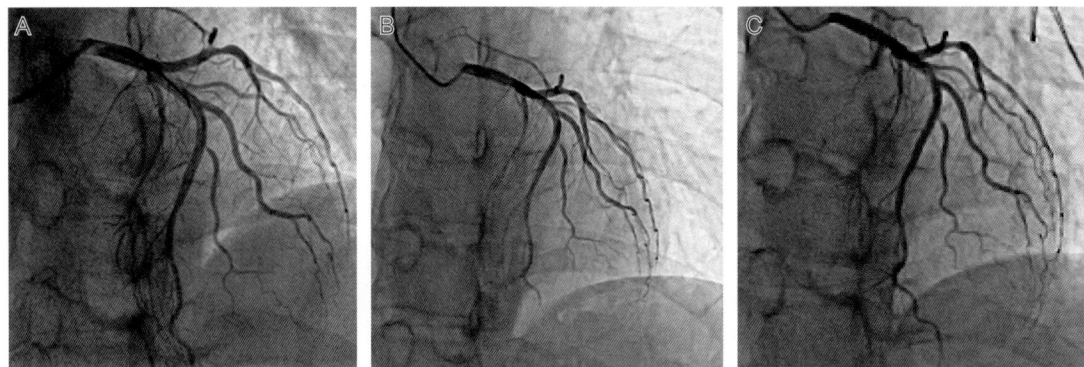

图 16-2　冠状动脉造影

A. LAD 支架术后即刻（2022-02-25）；B. 术后 6 个月（2022-08-08）；C. 术后 12 个月（2023-02-13）。

【病例 2】

患者女性，75 岁，以"间断胸闷、胸痛半年余，加重 1 周"为主诉于 2022 年 5 月 31 日入院。半年余前常于劳累后出现胸闷及胸痛，胸痛为心前区针扎样疼痛，持续约 5 分钟，休息后缓解，无其余不适，未曾诊治。1 周前出现静息性胸痛，发作时间及程度同前，于心血管内科门诊就诊，心电图提示胸前导联（$V_3 \sim V_6$）ST 段压低，肌钙蛋白 1.657μg/L，诊断为急性非 ST 段抬高型心肌梗死，收入病房拟次日完善冠状动脉造影检查。

入院心电图显示前壁导联 R 波递增不良，广泛导联 T 波倒置改变（图 16-3）；超声心动图显示主动脉硬化，结构正常，EF 56%。

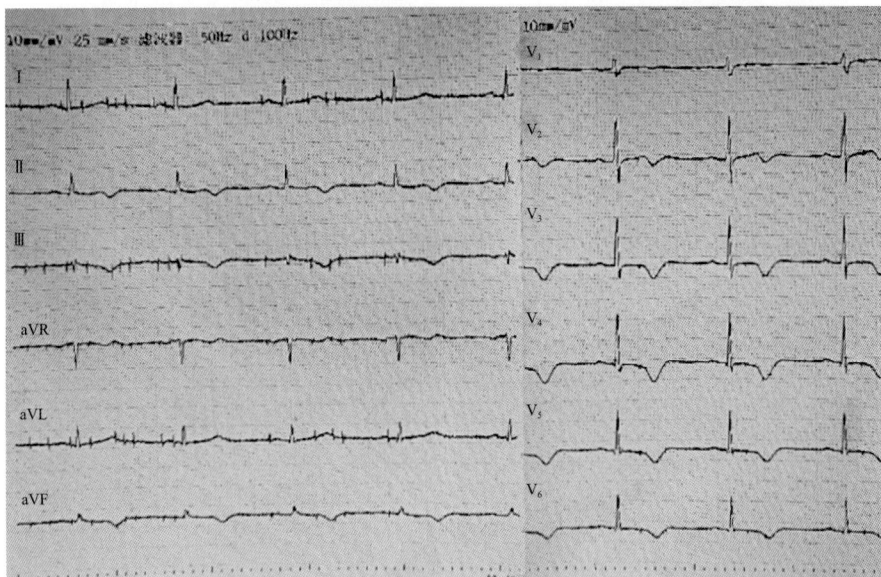

图 16-3　入院心电图

住院诊断为急性非 ST 段抬高型心肌梗死、Killip Ⅰ 级、冠心病、高血压 3 级（很高危）。分析其危险因素，包括高血压、高 BMI。药物治疗方案：抗血小板聚集、抑制心室重塑及强化降脂；具体降脂方案为在瑞舒伐他汀 10mg 联合依折麦布 10mg 的基础上加用依洛尤单抗 140mg 间隔 2 周皮下注射，强化降脂、稳定斑块（嘱院外持续应用依洛尤单抗并定期随访）。

出院后规律随访，可见依洛尤单抗用药期间 LDL-C 维持在较低水平（表 16-2），且支架持续通畅（图 16-4），降低了斑块体积，有效逆转了斑块。

表 16-2　脂代谢水平

单位：mmol/L

项目	时间		
	2022-05-19	2022-07-01	2022-07-29
总胆固醇（TC）	3.97	3.34	2.05
高密度脂蛋白胆固醇（HDL-C）	0.92	0.98	1.02
低密度脂蛋白胆固醇（LDL-C）	2.51	1.26	0.53

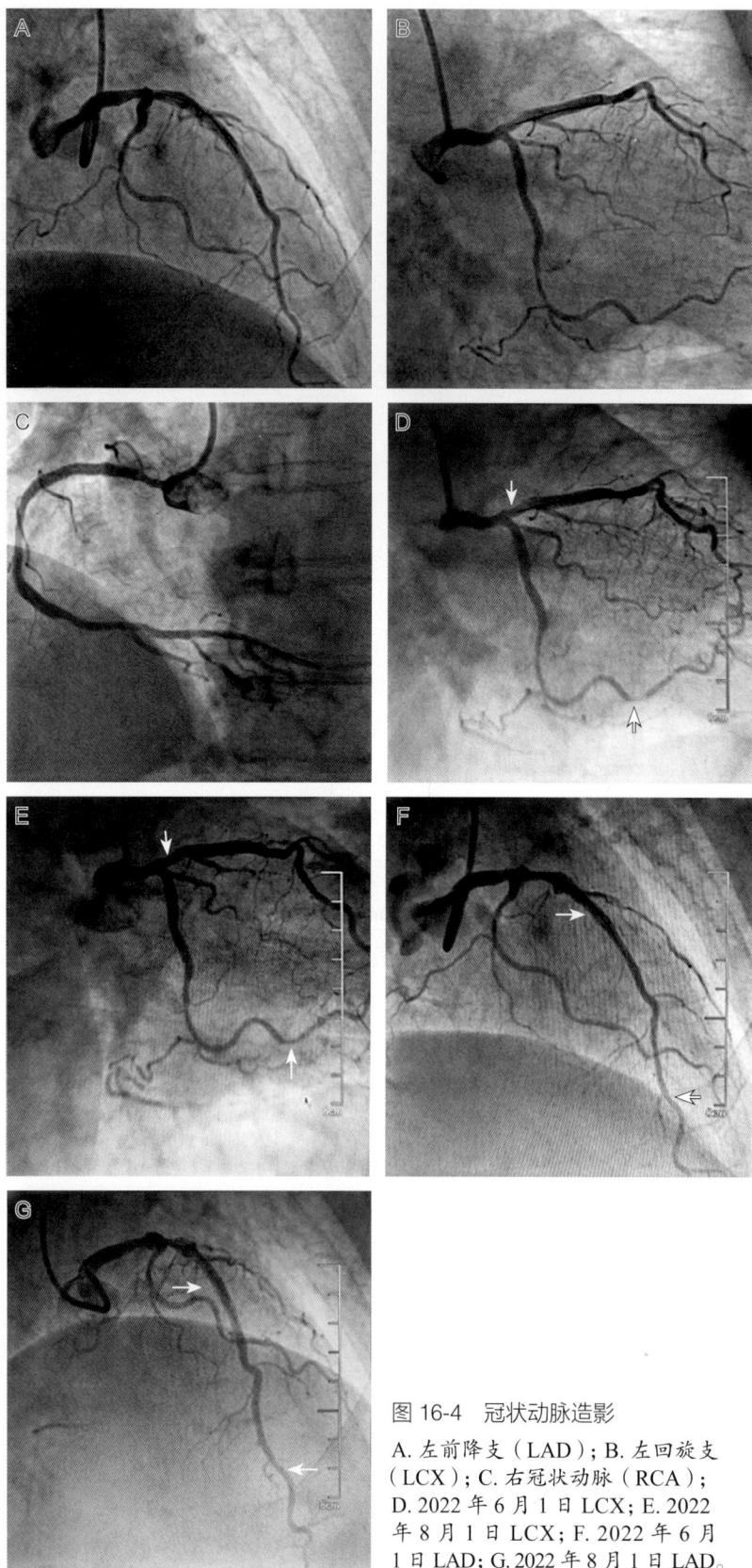

图 16-4　冠状动脉造影

A. 左前降支（LAD）；B. 左回旋支（LCX）；C. 右冠状动脉（RCA）；D. 2022 年 6 月 1 日 LCX；E. 2022 年 8 月 1 日 LCX；F. 2022 年 6 月 1 日 LAD；G. 2022 年 8 月 1 日 LAD。

【讨论与总结】

我国心血管疾病死亡人数全球最多，超高危 ASCVD 患者未来心血管事件发生风险较高，LDL-C 目标值应控制在更低的水平。胆固醇理论和丰富的循证证据已经证实，LDL-C 升高在斑块形成、破裂中起重要作用。PCSK9i 依洛尤单抗有助于强效迅速安全降脂，他汀类药物联合依洛尤单抗早期、持续、规律用药可获得更大的 LDL-C 降幅，继而稳定斑块成分、降低斑块体积、有效逆转斑块，更大限度降低心血管事件发生风险，值得临床推荐应用。

（武佳科）

依洛尤单抗强效降脂，OCT 见证斑块逆转

摘要

　　45 岁男性患者，因"突发胸痛 4 小时"入院，入院后查肌钙蛋白 I 1.03ng/ml，肌红蛋白 38.100ng/ml，LDL-C 4.15mmol/L，心电图提示急性下壁心肌梗死。行冠状动脉造影检查见 LCX 远端狭窄，RCA 闭塞。因患者拒绝支架植入术，予 RCA 血栓抽吸术，OCT 评估仍有残余病变及血管夹层改变。术后予阿托伐他汀联合依洛尤单抗强化降脂及双联抗血小板等治疗。术后 1 个月 LDL-C 降至 2mmol/L 以下；术后 1 年复查 LDL-C 为 1.65mmol/L，OCT 见完整的环形纤维帽已经形成，提示斑块稳定。本病例进一步验证了他汀类药物联合依洛尤单抗稳定和逆转斑块的疗效。同时，RCA 斑块侵蚀病变经充分血栓抽吸（未植入支架）后联合强化抗栓降脂治疗，也提供了个体化治疗新选择。

　　患者男性，45 岁，因"突发胸痛 4 小时"于 2020 年 8 月 10 日入院。否认高血压、糖尿病等病史，偶有吸烟。父亲有高脂血症及经皮冠状动脉介入治疗史。

　　体格检查：血压 125/82mmHg，双肺呼吸音清，未闻及明显干、湿啰音。心率 80 次/min，未闻及病理性杂音及额外心音，双下肢无水肿。

　　辅助检查：心肌标志物检测提示肌钙蛋白 I 1.03ng/ml，肌红蛋白 38.100ng/ml；血脂检查提示 TG 2.98mmol/L，TC 5.89mmol/L，LDL-C 4.15mmol/L；心电图检查提示急性下壁心肌梗死（图 17-1）。

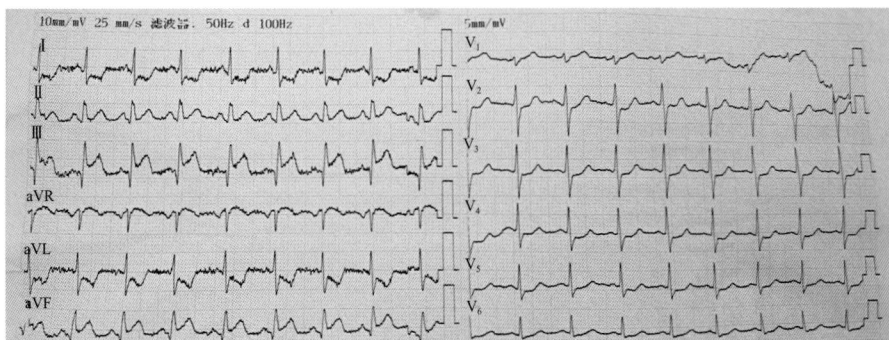

图 17-1　心电图

结合病史、体格检查及辅助检查结果，初步诊断为冠心病、急性下壁心肌梗死、Killip
Ⅰ级、高胆固醇血症。行冠状动脉造影检查见 LAD 血管情况尚可，LCX 远端狭窄，RCA
闭塞（图 17-2）。因患者拒绝支架植入术，予 RCA 血栓抽吸术，OCT 评估仍有残余病变及
血管夹层改变（图 17-3）。

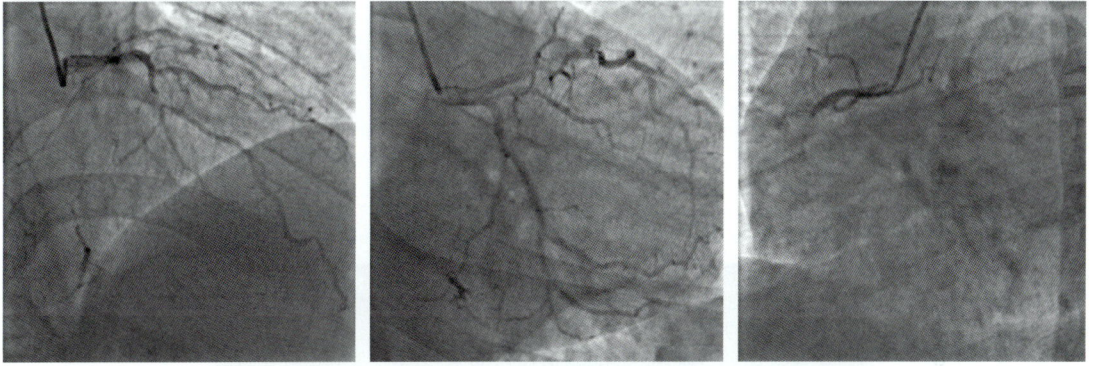

图 17-2　冠状动脉造影

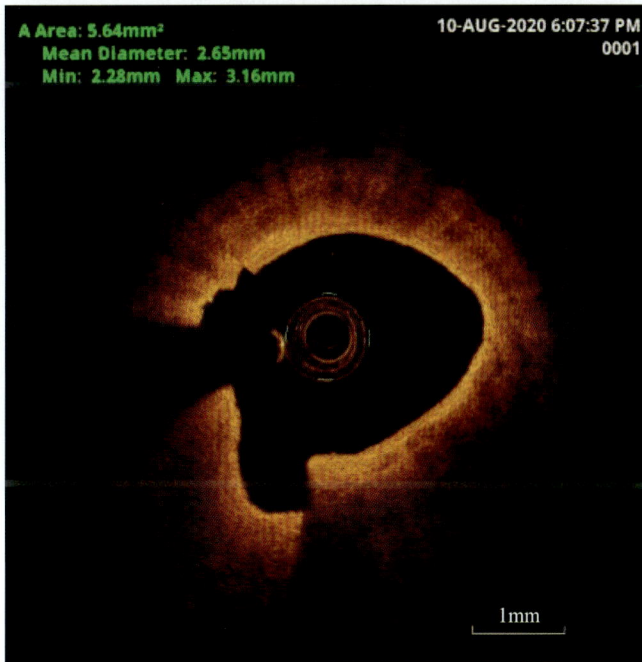

图 17-3　OCT 评估

术后给予阿司匹林联合替格瑞洛抗血小板，美托洛尔控制心率、减轻心肌耗氧，以及阿
托伐他汀联合依洛尤单抗强化降脂治疗。1 个月后 LDL-C 降至 2mmol/L 以下；复查冠状动
脉造影，LCX 血管内径较前略有扩大，RCA 血栓病变消失（图 17-4）。OCT 见 RCA 斑块局
部有薄纤维帽形成，脂质成分仍然富集，残留血栓病变消失，管腔内径尚可（图 17-5）。

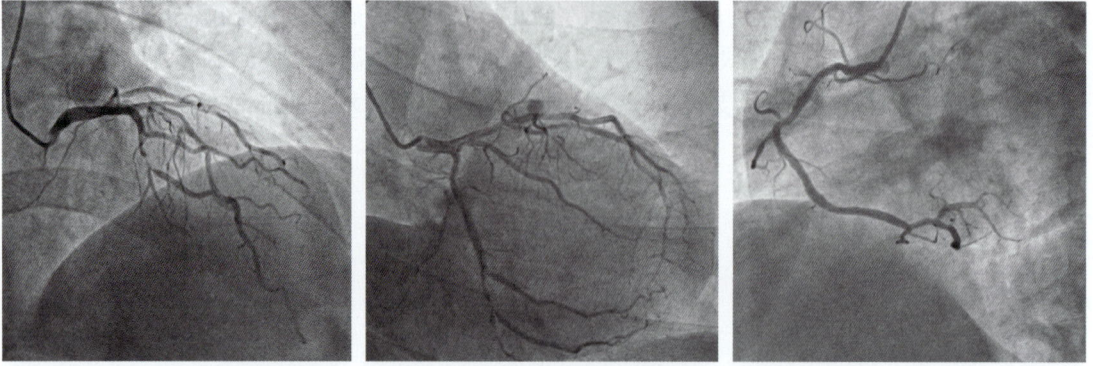

图 17-4　复查冠状动脉造影

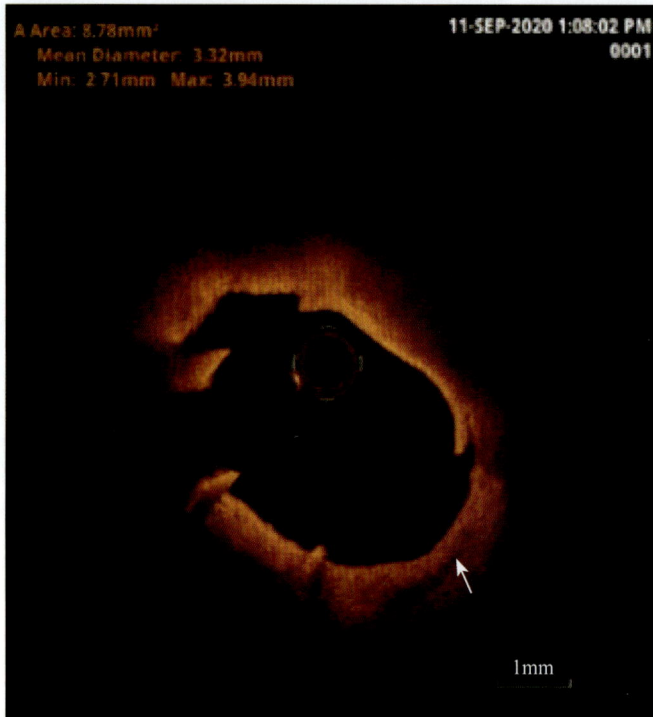

图 17-5　复查 OCT

术后 1 年复查 LDL-C 为 1.65mmol/L；复查 OCT 见完整的环形纤维帽已经形成，提示斑块稳定（图 17-6）。

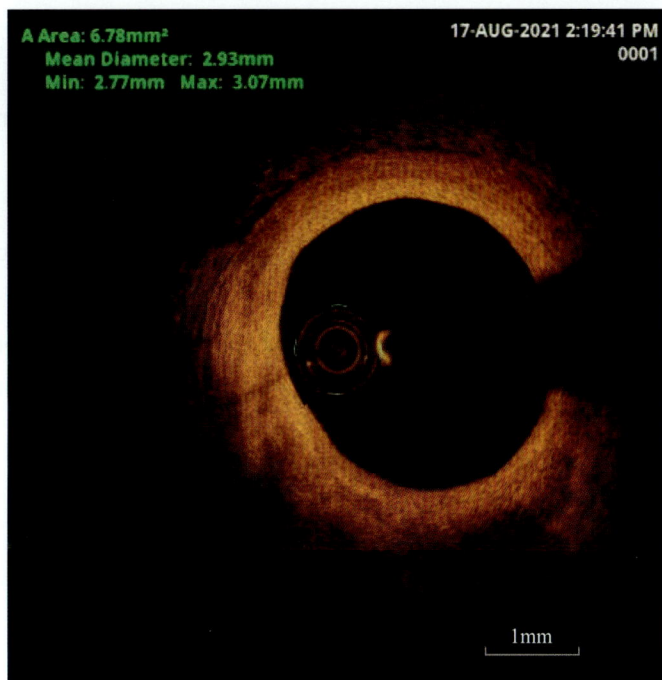

A Area: 6.78mm²
Mean Diameter: 2.93mm
Min: 2.77mm Max: 3.07mm

17-AUG-2021 2:19:41 PM
0001

1mm

图 17-6　术后 1 年复查 OCT

【讨论与总结】

　　患者系中年男性，基线 LDL-C 水平高，危险因素相对单一，高脂血症是导致患者发生冠心病、急性心肌梗死的主要原因。因此对于本例患者，强化降脂治疗更具有针对性。术后启用他汀类药物联合 PCSK9i 治疗，迅速降低血脂水平，稳定斑块。术后 1 个月患者 LDL-C 水平明显下降，但尚未影响到斑块，术后 1 年复查时 LDL-C 水平已降至 1.65mmol/L，并且 OCT 提示斑块趋于稳定。

　　斑块破裂是冠状动脉血栓形成的主要原因[1]，GLAGOV 研究表明依洛尤单抗联合他汀类药物治疗显著逆转冠状动脉斑块[2]。依洛尤单抗长期治疗能够持续降低 LDL-C 水平，增加斑块纤维帽厚度，减小脂质弧，增加斑块的稳定性[3]。

　　ACS 患者斑块负荷严重，需积极管理，应在住院期间尽早启用依洛尤单抗强化降脂治疗，出院后长期使用可显著稳定和逆转易损斑块，有利于降低潜在的动脉粥样硬化性疾病发生风险，且安全性良好。此例患者进一步验证了依洛尤单抗强效降脂、稳定和逆转斑块的疗效，同时，RCA 斑块侵蚀病变经充分血栓抽吸（未植入支架）后联合强化抗栓降脂治疗，也提供了个体化治疗新选择。

（司道远）

参考文献

[1] FALK E, NAKANO M, BENTZON J F, et al. Update on acute coronary syndromes: the pathologists' view[J]. Eur Heart J, 2013, 34(10): 719-728.

[2] NICHOLLS S J, PURI R, ANDERSON T, et al. Effect of Evolocumab on progression of coronary disease in statin-treated patients: the GLAGOV randomized clinical trial[J]. JAMA, 2016, 316(22): 2373-2384.

[3] YANO H, HORINAKA S, ISHIMITSU T. Effect of Evolocumab therapy on coronary fibrous cap thickness assessed by optical coherence tomography in patients with acute coronary syndrome[J]. J Cardiol, 2020, 75(3): 289-295.

病例 18

惊喜

摘要

49 岁男性患者，因"阵发性胸痛 1 个月"入院，入院后查 LDL-C 2.76mmol/L，心电图提示 ST-T 改变，考虑为不稳定型心绞痛。冠状动脉造影检查提示冠状动脉多支局限性狭窄，狭窄程度为 70%~90%；行药物涂层球囊扩张后，RCA 仍有狭窄。术后启用 PCSK9i 联合他汀类药物治疗，迅速降低血脂水平，稳定斑块。4 个月后 LDL-C 降至 0.9mmol/L。冠状动脉造影复查显示冠状动脉狭窄较之前改善，提示斑块稳定。该病例提示，对于多支病变的不稳定型心绞痛患者，应该尽早使用依洛尤单抗强化降脂治疗，稳定斑块，有助于血管重建。

患者男性，49 岁，因"阵发性胸痛 1 个月"由门诊收入病房。1 个月前于情绪激动后开始出现胸痛症状，疼痛性质为闷痛，以心前区为著，不伴有肩背部放射，休息并服用中成药后 3~5 分钟症状可缓解。既往有高血压病史 10 年，血压最高达 160/100mmHg，口服氨氯地平治疗，血压控制尚可；否认糖尿病病史，否认腔隙性脑梗死病史。吸烟史约 20 年，平均 20 支/d；饮酒史约 20 年。

体格检查：血压 118/76mmHg，一般状态可，神清语明，口唇无发绀，颈静脉无怒张，双肺呼吸音清，未闻及明显干、湿啰音。心界不大，心率 73 次/min，律齐，各瓣膜听诊区未闻及病理性杂音。腹软，无压痛，肝、脾肋下未触及。双下肢无水肿。

心电图提示窦性心律，ST-T 改变。超声心动图提示 EF 63%，室间隔增厚，室壁运动欠协调，左心房扩大，二尖瓣少量反流，升主动脉增宽，左心室顺应性降低。冠状动脉 CTA 提示 LAD 局部管腔重度狭窄，LCX 局部管腔中 - 重度狭窄，RCA 局部管腔闭塞。血生化检查提示 TC 6.07mmol/L，TG 5.30mmol/L，LDL-C 2.76mmol/L。

结合病史、体格检查及辅助检查结果，初步诊断为冠心病、不稳定型心绞痛、高血压 2 级（很高危）。住院期间行糖耐量检查，提示糖耐量异常。患者入院后于 2021 年 3 月 24 日行冠状动脉造影检查，提示 RCA 开口处闭塞，中段可见正向和逆向侧支形成，血流 TIMI 0 级；LCX 内膜中段管状狭窄，最窄可达 70%，远端闭塞，可见正向侧支形成，血流 TIMI 3 级；LM 内膜光滑，无明显狭窄；LAD 近中段第一对角支分出后 80% 局限狭窄，第一对角支近段最窄可达 90%，血流 TIMI 3 级（图 18-1）。

病变经药物涂层球囊扩张及支架植入术后，予双联抗血小板、抗凝，血压、血糖、血脂、

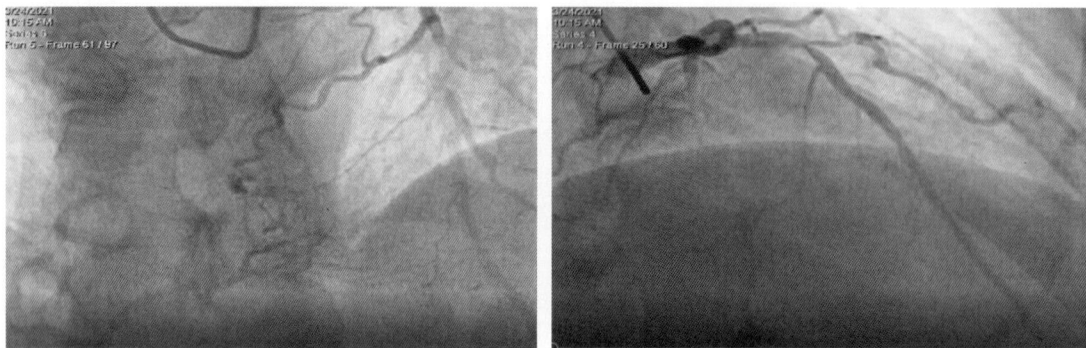

图 18-1 冠状动脉造影

心率及节律管理，改善心肌缺血等治疗，且在常规降脂药物基础上联用依洛尤单抗强化降脂治疗。随访 3 个月，患者 LDL-C 降至 0.41mmol/L，降幅达 85%，此后仍维持在 0.9mmol/L。2022 年 7 月 7 日复查冠状动脉造影，提示 LCX 及 LAD 狭窄较之前明显改善，于 LCX 成功植入支架 2 枚，且经球囊扩张后未见明显残余狭窄（图 18-2）。

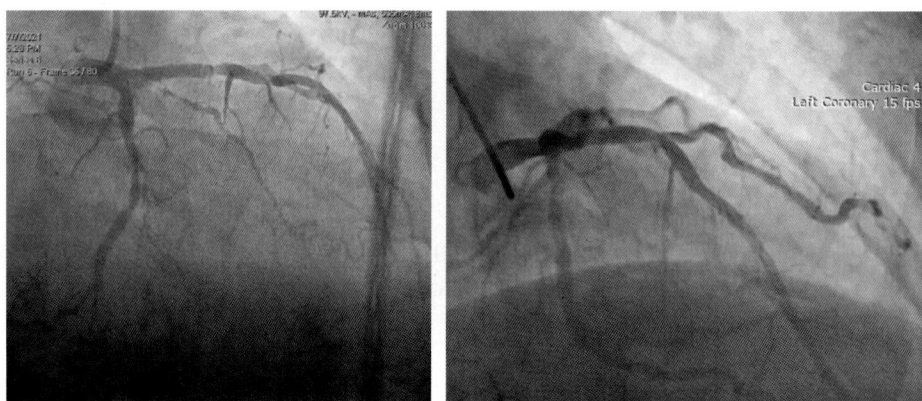

图 18-2 复查冠状动脉造影

【讨论与总结】

患者系中年男性，基线 LDL-C 水平高，冠状动脉多支病变，属于超高危 ASCVD 患者。手术未能解决全部血管病变。按照指南推荐，超高危 ASCVD 患者的 LDL-C 应控制至 1.4mmol/L 以下且降幅达 50% 以上[1]。针对超高危 ASCVD 人群，且基线血脂水平高者，根据指南建议，术后直接启用 PCSK9i 联合他汀类药物治疗，迅速降低血脂水平，稳定斑块。术后 3 个月患者 LDL-C 水平明显下降，达到指南推荐标准。

PCSK9 与斑块面积呈线性相关，且在斑块的发生与发展中起着重要作用[2]。PCSK9i 可以调节动脉粥样硬化的炎症因子，从而抑制单核细胞流入导致的动脉粥样硬化病变[3]。依洛尤单抗长期治疗能够持续降低 LDL-C 水平，增加斑块纤维帽厚度，减小脂质弧，增加斑块的稳定性[4]。该患者术后 4 个月 LDL-C 降至 0.9mmol/L，复查冠状动脉造影提示 LCX 及 LAD 狭窄较之前明显改善，提示依洛尤单抗强化降脂治疗后冠状动脉斑块稳定，实现血管重建。

（支继新）

参考文献

[1] 中华医学会心血管病学分会动脉粥样硬化与冠心病学组，中华心血管病杂志编辑委员会. 超高危动脉粥样硬化性心血管疾病患者血脂管理中国专家共识 [J]. 中华心血管病杂志，2020，48（4）：280-286.

[2] XIE W, LIU J, WANG W, et al. Association between plasma PCSK9 levels and 10-year progression of carotid atherosclerosis beyond LDL-C: a cohort study[J]. Int J Cardiol, 2016, 215: 293-298.

[3] HOVLAND A, RETTERSTØL K, MOLLNES T E, et al. Anti-inflammatory effects of non-statin low-density lipoprotein cholesterol-lowering drugs: an unused potential?[J]. Scand Cardiovasc J, 2020, 54(5): 274-279.

[4] YANO H, HORINAKA S, ISHIMITSU T. Effect of evolocumab therapy on coronary fibrous cap thickness assessed by optical coherence tomography in patients with acute coronary syndrome[J]. J Cardiol, 2020, 75(3): 289-295.

病例 19

一例极高危 ASCVD 患者曲折降脂之路
——血脂管理的重要性贯穿极高危 ASCVD 患者全程

摘要

68 岁女性患者，因"活动时咽喉部不适伴双上肢酸沉乏力 5 天"入院。患者平素有高血压病史，有吸烟个人史。患者入院后查 LDL-C 4.8mmol/L，同时合并糖耐量异常、胰岛素抵抗。冠状动脉造影检查提示冠状动脉三支病变，其中 RCA 及 LCX 狭窄程度均在 90% 以上，LAD 处于临界病变；RCA、LCX 行完全血运重建治疗，LAD 行 OCT 检查后符合血运重建治疗指征，但患者拒绝。术后患者对血脂管理的重要性认识不足以及对 PCSK9i 皮下注射存在认知误区，导致 LDL-C 未能达标，直至术后半年再次出现胸闷临床症状，充分给予患者冠心病二级预防健康宣教，应用血脂的客观数值让该患者切实认识到血脂达标的重要性，化解患者对 PCSK9i 长期应用的错误观念，最终该患者愿意坚持应用 PCSK9i 后，LDL-C 长期保持在 1.0mmol/L 左右，未再出现 ASCVD 临床事件。术后 1 年复查冠状动脉造影，显示 RCA 及 LCX 支架内未见增生病变，LAD 病变稳定、斑块逆转，血管内径增加。该病例提示，对于极高危 ASCVD 患者，血脂管理应贯穿始终，提高患者对血脂管理重要性的认识是广大临床医师的责任及义务，这项工作任重道远。

患者女性，68 岁，因"活动时咽喉部不适伴双上肢酸沉乏力 5 天"入院。5 天前活动时出现咽喉部不适，疼痛发紧，伴双上肢酸沉乏力，偶伴胸闷，无胸痛等其他伴随症状，休息 5~10 分钟缓解，每天发作 2~3 次，后就诊于社区医院，心电图提示广泛导联 ST-T 异常（图 19-1），为进一步就诊来我院。既往有高血压病史 3 年，未规律服药。有吸烟个人史，20 支/d。

体格检查：神志清楚，精神可。气管居中，颈静脉无怒张，肝颈静脉回流征阴性，双肺呼吸音清，双下肺未闻及明显湿啰音。心律齐，各瓣膜听诊区未闻及明显病理性杂音，未闻及心音分裂等。双下肢无明显水肿。

入院后查 cTnI 0.15ng/ml（参考范围：＜0.05ng/ml），LDL-C 4.8mmol/L；糖耐量异常（表 19-1），余血生化检查未见异常，超声心动图未见明显异常。

结合病史、体格检查及辅助检查，初步诊断为：①冠心病，急性非 ST 段抬高型心肌梗死，心功能 I 级（Killip 分级）；②高血压 1 级（很高危）；③高脂血症。行冠状动脉造

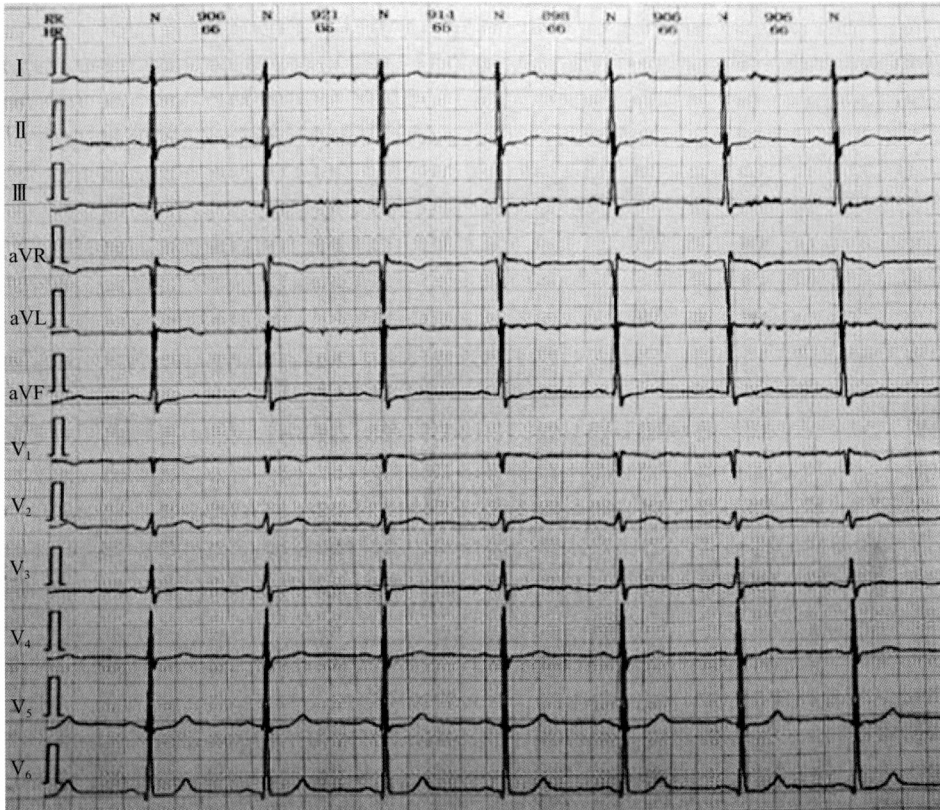

图 19-1　心电图

表 19-1　血糖检查结果

项目名称	结果	单位	参考区间
空腹葡萄糖	5.37	mmol/L	3.9 ~ 6.1
餐后 1 小时葡萄糖	11.91	mmol/L	
餐后 2 小时葡萄糖	8.13	mmol/L	
餐后 3 小时葡萄糖	3.94	mmol/L	
超敏胰岛素（空腹）	9.0	μIU/ml	2.3 ~ 26.0
超敏胰岛素（餐后 1 小时）	148.0↑	μIU/ml	10.5 ~ 61.8
超敏胰岛素（餐后 2 小时）	125.4↑	μIU/ml	1.02 ~ 41.09
超敏胰岛素（餐后 3 小时）	26.1↑	μIU/ml	0.25 ~ 11.53
空腹 C 肽	2.70	ng/ml	0.52 ~ 4.38
C 肽（餐后 1 小时）	13.81↑	ng/ml	3.58 ~ 13.20
C 肽（餐后 2 小时）	16.14↑	ng/ml	1.2 ~ 11.3
C 肽（餐后 3 小时）	8.36↑	ng/ml	0.38 ~ 6.56

影检查，提示冠状动脉三支病变，其中 RCA 及 LCX 狭窄程度均在 90% 以上，LAD 处于临界病变；RCA、LCX 行完全血运重建治疗，LAD 行 OCT 检查后符合血运重建治疗指征，但患者拒绝（图 19-2）。

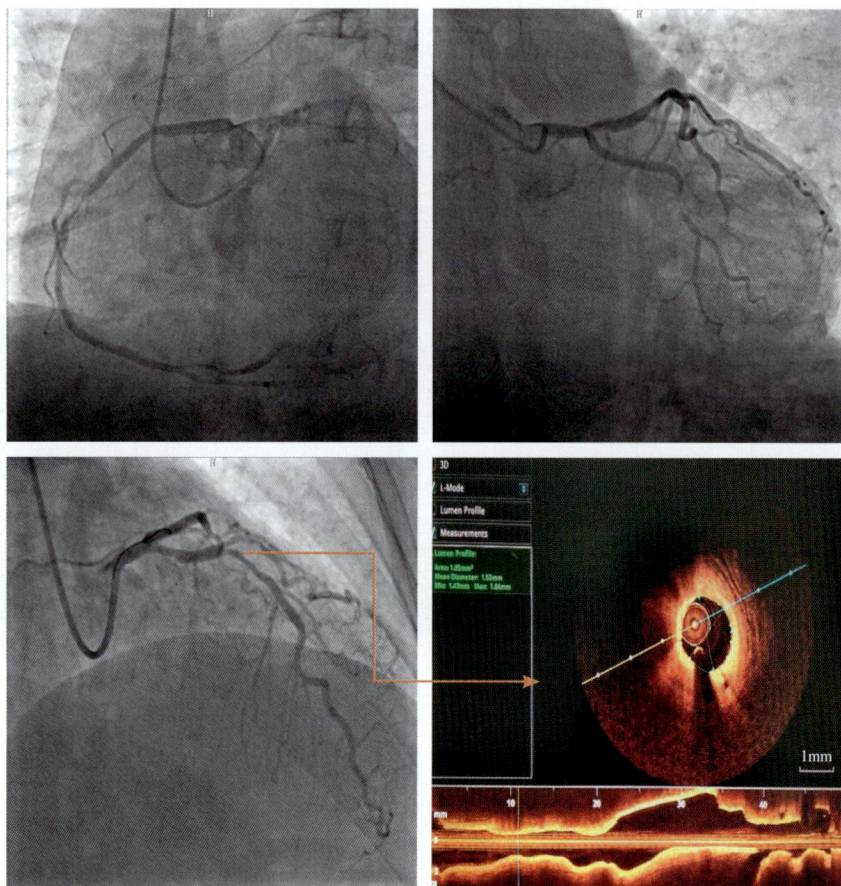

图 19-2　冠状动脉造影及 OCT

因患者基线 LDL-C 较高，且入院时已经出现急性非 ST 段抬高型心肌梗死，属于极高危 ASCVD 人群，预测单用他汀类药物或联合依折麦布控制血脂难以达标，且术后遗留 LAD 病变，故术后建议患者直接应用依洛尤单抗联合治疗，但患者担心出现胰岛素针剂样依赖，强烈拒绝，坚持饮食、运动、口服药物治疗，出院前复查 LDL-C 降至 2.38mmol/L。直至术后半年因再发胸闷症状入院，查 LDL-C 1.96mmol/L，依然不达标，建议其复查冠状动脉造影，患者表示此次症状很轻，拒绝行冠状动脉造影，强烈要求药物保守治疗。经上次住院治疗后现患者血压、血糖、血脂、体重较前明显改善，且已完全戒烟，基于上述情况，唯一的药物治疗干预靶点就是血脂，医师晓之以理动之以情，通过患者半年内的血脂控制情况，让患者切实认识到他汀类药物联合依折麦布未能使血脂达标，且因血脂不达标再次造成胸闷临床症状，改变患者对依洛尤单抗皮下注射依赖的陈旧观念，让其充分认识到血脂管理及达标的重要性，后给予依洛尤单抗注射液，5 天后复查血脂完全达标，

LDL-C 降至 1.11mmol/L，后运动平板检查阴性，患者临床症状消失，出院后坚持应用，随访至今未再出现临床事件，LDL-C 长期保持在 1.0mmol/L 以下，术后 1 年复查冠状动脉造影提示 RCA 及 LCX 支架内未见增生病变、LAD 病变稳定、斑块逆转，血管内径增加（图 19-3）。

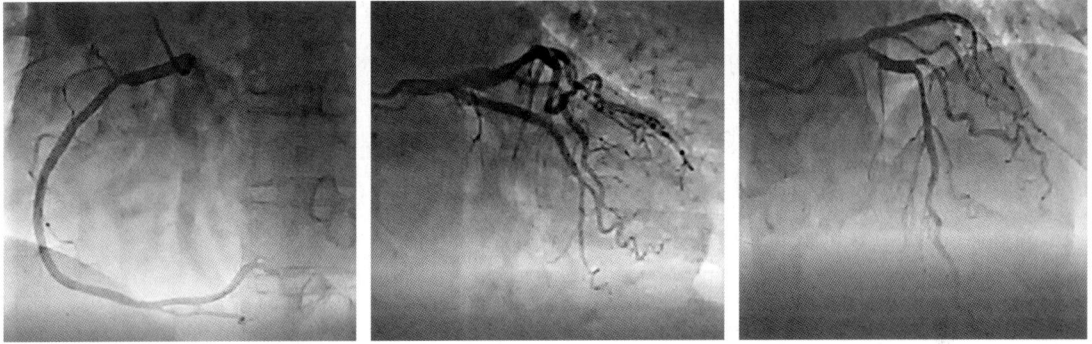

图 19-3　术后 1 年复查冠状动脉造影

【讨论与总结】

该病例反映了一例极高危 ASCVD 患者曲折的降脂之路，之所以称其曲折，是因为患者对血脂管理达标重要性认识不足，且由血脂不达标导致动脉硬化进展，进而对患者造成不可逆的靶器官损害。

我国多数心血管疾病患者对血脂异常的认知仍局限于生理参考值范围的二元判断，尚未充分认知血脂风险分层管理策略及个体化血脂靶目标设定的临床意义。同时该患者治疗的过程也间接反映了我国广大患者对于冠状动脉多支病变介入治疗的认识仍存在误解或不足，甚至有些临床医师也存在对于冠状动脉多支病变完全血运重建认识的不足。

血脂异常管理指南[1] 明确强调了对于 ACS 患者冠状动脉血运重建治疗的重要性及必要性，在该病例治疗过程中充分参考了该指南关于 ACS 患者降脂治疗的建议。GLAGOV 研究结果显示[2]，依洛尤单抗可以延缓冠状动脉粥样硬化，可使更多患者斑块逆转，这也提醒我们临床医师对患者 LDL-C 达标率需密切关注和重视。随着FOURIER 和 ODYSSEY Outcomes 等研究的发布，PCSK9i 的心血管获益得到证实，依洛尤单抗长期治疗能够持续降低 LDL-C 水平，增加斑块纤维帽厚度，减小脂质弧，增加斑块的稳定性[3]。该病例唯一的遗憾是未能对 LAD 病变进行充分评估及血运重建，LAD 病变若能同时行血流储备分数（FFR）测定+OCT 检查，可更精确地指导患者治疗。

（张磊）

参考文献 ——————————————————————————————

[1] 中华医学会心血管病学分会动脉粥样硬化与冠心病学组，中华心血管病杂志编辑委员会. 超高危动脉粥样硬化性心血管疾病患者血脂管理中国专家共识 [J]. 中华心血管病杂志，2020，48（4）：280-286.

[2] NICHOLLS S J, PURI R, ANDERSON T, et al. Effect of Evolocumab on progression of coronary disease in statin-treated patients: the GLAGOV randomized clinical trial[J]. JAMA, 2016, 316(22): 2373-2384.

[3] YANO H, HORINAKA S, ISHIMITSU T. Effect of Evolocumab therapy on coronary fibrous cap thickness assessed by optical coherence tomography in patients with acute coronary syndrome[J]. J Cardiol, 2020, 75(3): 289-295.

病例 20

一波四折——支架内再狭窄治疗新方向

摘要

　　45岁男性患者，因"发作性胸闷、胸痛5年，再发3年，加重2周"入院。入院诊断为急性非ST段抬高型心肌梗死、支架内再狭窄。查LDL-C为3.49mmol/L；在OCT指导下应用预扩张球囊、切割球囊、棘突球囊及后扩张球囊扩张病变，给予强化调脂药物PCSK9i治疗，1个月后复查LDL-C降至1.09mmol/L，OCT检查提示RCA脂质负荷明显减轻。患者停用调脂药物半年后再次因胸痛、胸闷入院。行预扩张球囊扩张RCA后，OCT检查提示RCA支架内及支架外弥漫性纤维脂质斑块增生，局部以脂质为主。再次启动强化降脂治疗，2年内复查LDL-C稳定在0.46~1.42mmol/L，未再诉胸闷、胸痛症状。该病例提示，应用他汀类药物联合依洛尤单抗强化降脂治疗使LDL-C达标并长期维持达标是必要的，可降低心血管事件再发风险，提高患者生活质量。

　　患者男性，45岁，因"发作性胸闷、胸痛5年，再发3年，加重2周"入院。5年前开始出现活动后胸闷、胸痛，呈阵发性，持续数分钟，经休息可缓解，就诊于北京某医院行CAG，于RCA和LAD植入支架；3年前再发胸闷、胸痛，再次就诊于北京某医院行CAG提示RCA支架闭塞，行药物涂层球囊治疗，术后长期服用"替格瑞洛片、阿托伐他汀片、硝酸异山梨酯片、美托洛尔缓释片"等治疗；2周前再发胸闷、胸痛，伴大汗、乏力。既往有高血压病史6年，糖尿病病史5年，吸烟史30余年，饮酒史20余年，父亲死于心肌梗死。

　　体格检查：体温36.4℃，脉搏95次/min，呼吸19次/min，血压157/100mmHg，身高171cm，体重83.6kg，BMI 28.6kg/m²。口唇无发绀，颈静脉无充盈，双肺呼吸音粗，未闻及干、湿啰音。心浊音界正常，心率95次/min，律齐，各瓣膜听诊区未闻及杂音。肝、脾肋下未触及。双下肢无水肿。

　　实验室检查：血脂检查显示TC 5.8mmol/L，TG 5.72mmol/L，LDL-C 3.49mmol/L。心脏标志物检查结果见表20-1。

　　心电图显示窦性心律，V_2、V_3导联异常Q波，部分导联ST-T异常（图20-1）。

　　门控静息心肌灌注显像：①左心室后侧壁中段至基底段及下壁中段至基底段心肌中等面积缺损，前壁心尖段、心尖心肌小面积轻-中度缺血。②左心室整体射血分数减低；各壁运动幅度及增厚率均减低，以后侧壁及下壁为著。③左心室收缩同步性减低（图20-2）。

表 20-1 心肌梗死四项检查结果

代号	项目	结果	单位	参考区间
cTnT	超敏肌钙蛋白 T	22.52↑	pg/ml	≤14.00 14.00～100.00 提示心肌梗死可能 ＞100.00 心肌梗死风险高
MYO	肌红蛋白	21.00	ng/ml	0～72
CK-MB	肌酸激酶同工酶（质量）	1.40	ng/ml	0～4.87
NT-proBNP	N 端-B 型钠尿肽前体	151↑	pg/ml	0～125

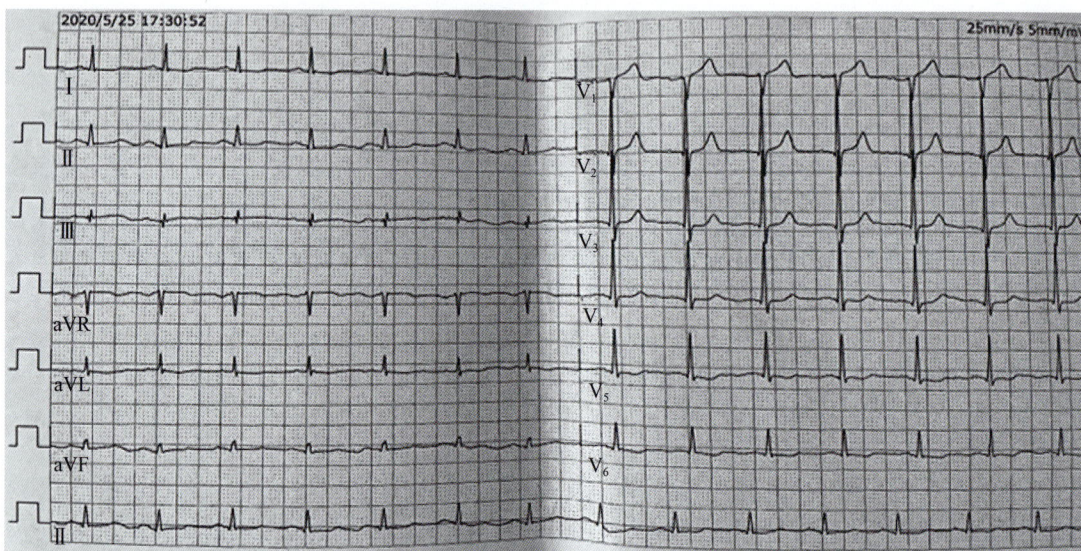

图 20-1 心电图

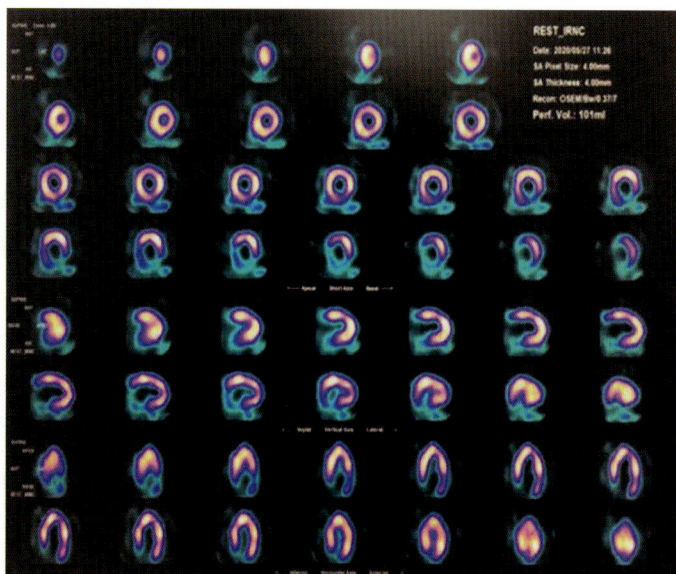

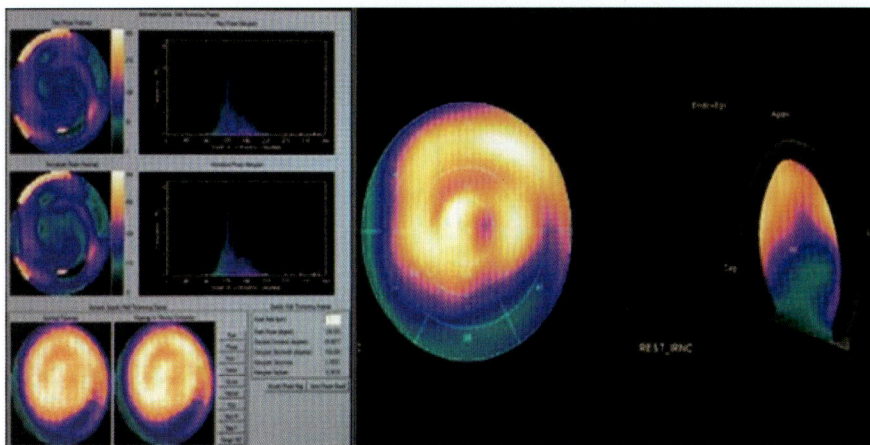

图 20-2　门控静息心肌灌注显像

　　结合病史、体格检查及辅助检查结果，初步诊断为：①冠状动脉粥样硬化性心脏病，陈旧性下壁心肌梗死，冠状动脉支架植入术后再狭窄，急性非 ST 段抬高型心肌梗死；② 2 型糖尿病；③高血压 3 级（很高危）；④混合性高脂血症。2020 年 5 月 28 日冠状动脉造影提示 LM 内膜不规则；LAD 近段至中段弥漫性病变，近段 50%～70% 狭窄，近中段支架内再狭窄，50%～70% 狭窄，中段 50% 狭窄；LCX 中段闭塞，OM 近段 90% 狭窄；RCA 开口闭塞，近段至中远段及远端可见支架影，远端可见左冠状动脉侧支血供（图 20-3）。左心室造影提示左心室稍大，下壁运动减弱。在 OCT 指导下应用预扩张球囊、切割球囊、棘突球囊及后扩张球囊扩张病变，术后 OCT 检查提示远端支架内最小管腔面积为 3mm^2，近段至中段支架最小管腔面积为 13mm^2（图 20-4）。建议强化药物治疗，给予依洛尤单抗注射液 140mg、1 次/2 周皮下注射，1 个月后再复查造影及必要时行 OCT，而后根据情况决定下一步治疗方案，并干预 LCX 病变。

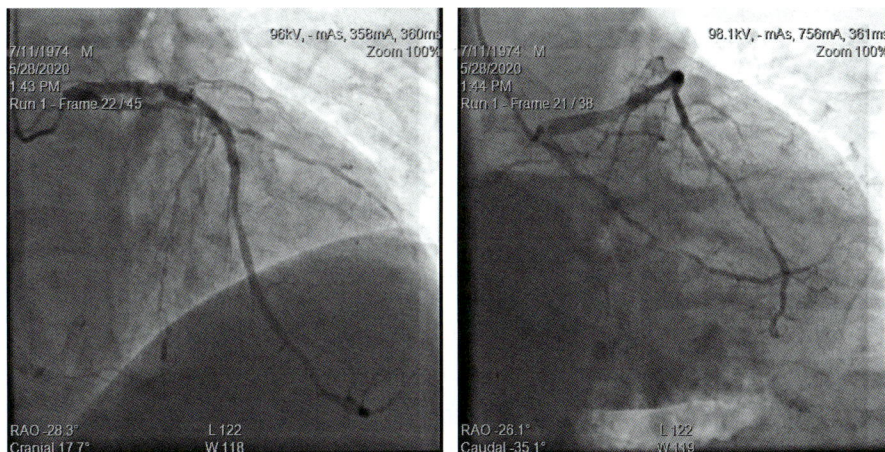

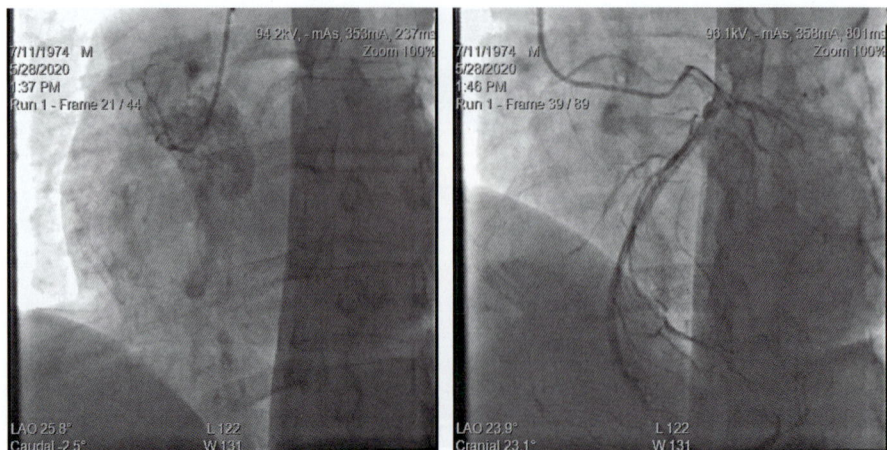

图 20-3　冠状动脉造影

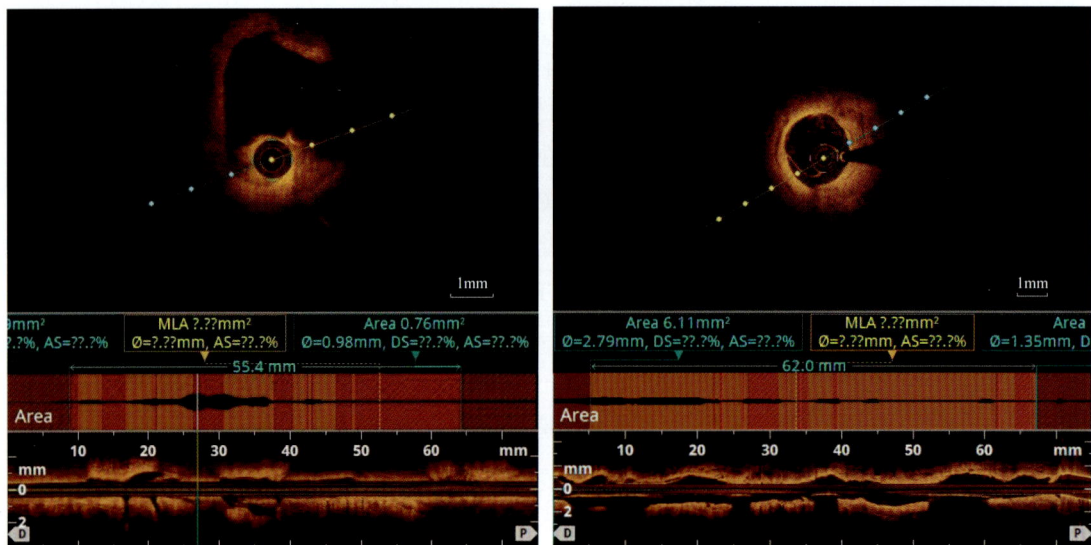

图 20-4　右冠状动脉 OCT

2020 年 6 月 30 日冠状动脉造影提示 LM 内膜不规则；LAD 近段 50%～70% 狭窄，近中段支架内内膜明显增生，约 70% 狭窄，远端 50% 狭窄；LCX 中段闭塞，OM 近段 50%～90% 狭窄；RCA 开口 50% 狭窄，近段至中段支架通畅，较 1 个月前术后无明显变化，远端 50% 狭窄，左心室后支（PLA）远端 90% 狭窄，后降支（PDA）开口 80% 狭窄（图 20-5）。经与患者及家属沟通，按预定计划行 OCT 检查，提示 RCA 全程纤维斑块，后三叉处最小管腔面积为 1.3mm^2，中远段支架内最小管腔面积为 6.4mm^2，遂应用切割球囊扩张后三叉及中远段支架内，复查 OCT 提示后三叉最小管腔面积为 3.74mm^2，中远段支架内最小管腔面积为 8.93mm^2（图 20-6）。

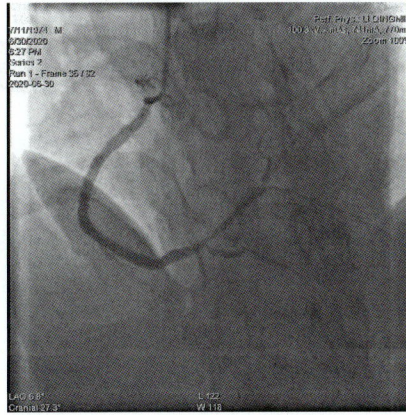

图 20-5　右冠状动脉造影

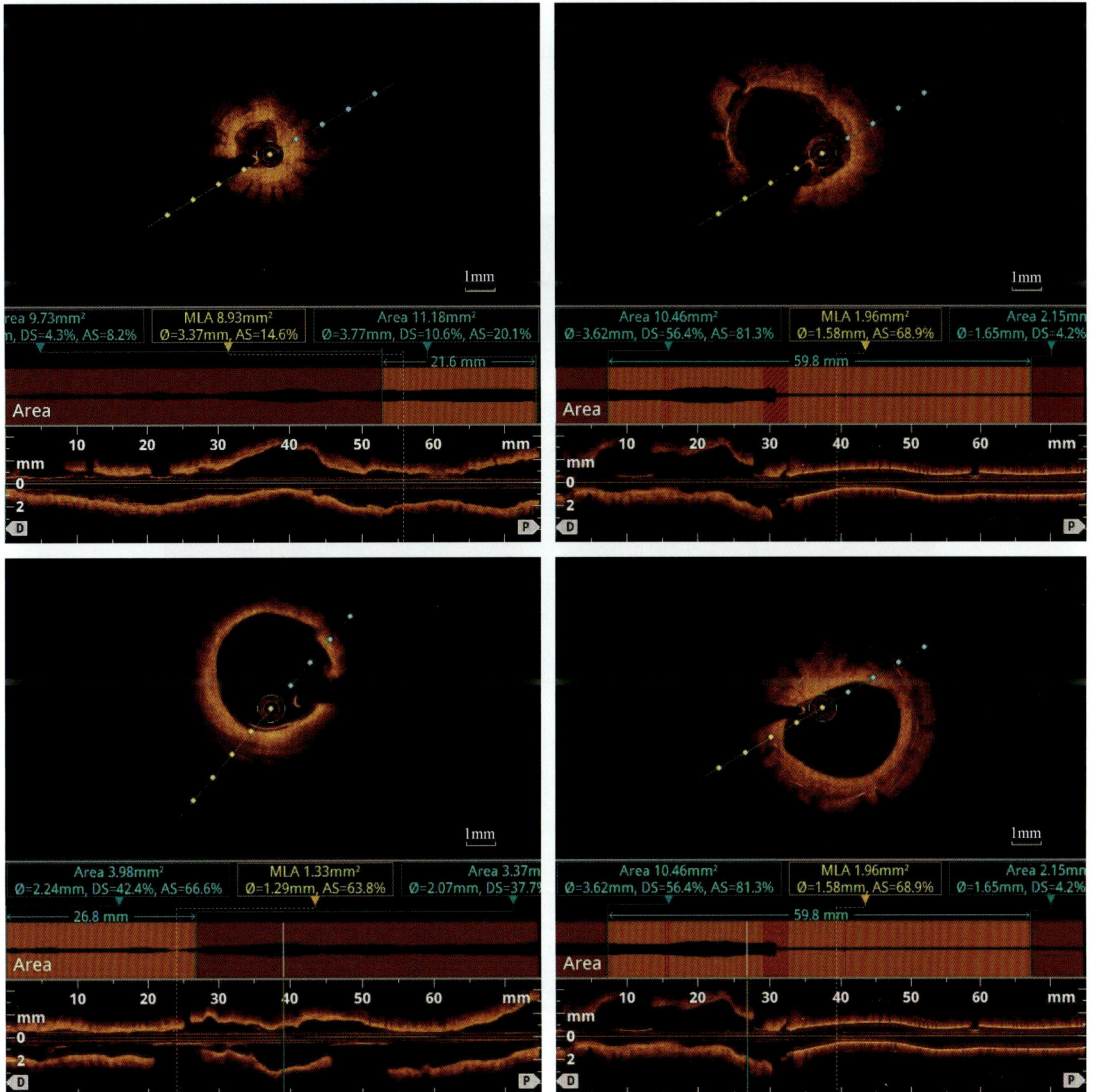

图 20-6　复查右冠状动脉 OCT

2020年6月30日复查血脂提示LDL-C 1.09mmol/L。

2020年12月15日再次因胸痛、胸闷入院。已自行停用调脂药物半年。冠状动脉造影提示LM内膜不规则；LAD近段70%~75%狭窄，中段支架内内膜不规则，D_1、D_2近段50%~70%狭窄，第三对角支（D_3）闭塞；LCX中段90%狭窄，远段闭塞，OM近段80%狭窄，较前比较变化不明显；RCA开口90%狭窄，近段至中远段支架内30%~90%再狭窄，远段85%狭窄，PLA支架内85%狭窄（图20-7）。左心室造影提示左心室大小正常，室壁运动正常。经与患者及家属沟通后，应用预扩张球囊扩张RCA，而后行OCT检查，提示RCA支架内及支架外弥漫性纤维脂质斑块增生，局部以脂质为主（图20-8）。再次启动强化降脂治疗，LDL-C控制在1.42mmol/L以内。

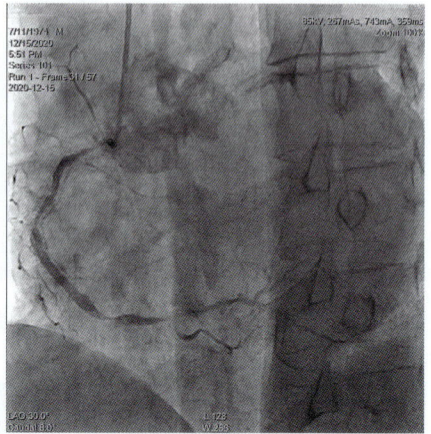

图20-7　复查右冠状动脉造影

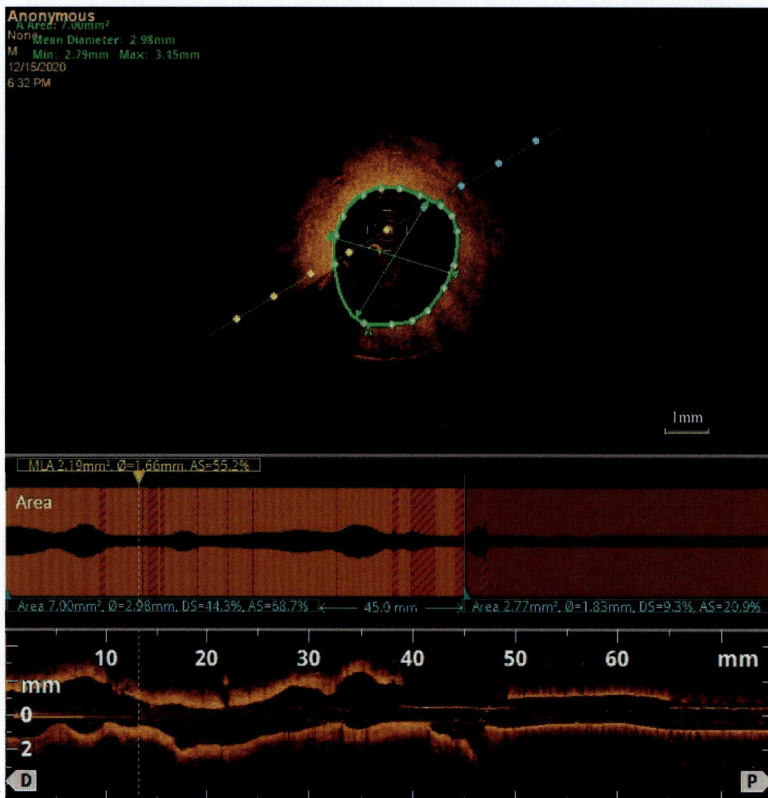

图20-8　再次复查右冠状动脉OCT

【讨论与总结】

患者系中年男性，肥胖，高血压、糖尿病多年，生活方式较差，且有冠心病家族史，多次行介入治疗，术后自我管理较差，第一次入院诊断为急性非 ST 段抬高型心肌梗死、支架内再狭窄，查 LDL-C 为 3.49mmol/L；RCA 在 OCT 指导下显示纤维脂质斑块负荷较重，建议强化调脂，经 PCSK9i 治疗 1 个月后复查 LDL-C 降至 1.09mmol/L，OCT 检查提示 RCA 脂质负荷明显减轻；患者停用调脂药物半年后再次出现症状，OCT 检查提示 RCA 支架内及支架外弥漫性纤维脂质斑块增生，局部以脂质为主，继续强化降脂治疗，接下来 2 年的复查，患者 LDL-C 稳定在 0.46~1.42mmol/L，未再诉胸闷、胸痛症状。

2021 年 ESC 心血管疾病预防指南[1] 推荐，对已确诊 ASCVD 的患者行降脂治疗，LDL-C 较基线降低≥50% 且 LDL-C 目标值<1.4mmol/L；对合并极高危心血管疾病的 2 型糖尿病患者，应强化降胆固醇治疗，推荐将 LDL-C 较基线水平降低≥50% 且 LDL-C 目标值<1.4mmol/L。本病例患者反复出现心血管事件并行介入治疗，仍考虑易损斑块持续进展，可进展为 ACS，即便行 PCI，仍有较高心血管事件发生风险，因此需要在疾病的早期阶段进行更积极的治疗[2]，并且 LDL-C 水平与斑块的稳定性和体积具有相关性，LDL-C 水平越低越好，以利于稳定和逆转斑块[3-4]。

本病例患者多次 OCT 证实其斑块的成分及程度，经他汀类药物联合依洛尤单抗治疗，LDL-C 降低，脂质斑块明显减少，FOURIER 研究[5] 首次证实了依洛尤单抗降低心血管事件风险的获益，FOURIER-OLE 研究[6] 中应用依洛尤单抗最长达 8.4 年，其可持续强效降低 LDL-C 水平，早期起始依洛尤单抗组有较低的主要不良心血管事件（MACE）发生率。因此建议早期启动，长期维持，以降低心血管事件再发风险。

（王澈）

参考文献

[1] VISSEREN F L J, MACH F, SMULDERS Y M, et al. 2021 ESC guidelines on cardiovascular disease prevention in clinical practice[J]. Eur Heart J, 2021, 42(34): 3227-3337.

[2] SAGE A P, ANTONIADES C. From the vulnerable plaque to the vulnerable patient: current concepts in atherosclerosis[J]. Br J Pharmacol, 2021, 178(11): 2165-2167.

[3] KATAOKA Y, HAMMADAH M, PURI R, et al. Plaque microstructures in patients with coronary artery disease who achieved very low low-density lipoprotein cholesterol levels[J]. Atherosclerosis, 2015, 242(2): 490-495.

[4] FERENCE B A, GINSBERG H N, GRAHAM I, et al. Low-density lipoproteins cause

atherosclerotic cardiovascular disease. 1. Evidence from genetic, epidemiologic, and clinical studies. A consensus statement from the European Atherosclerosis Society Consensus Panel[J]. Eur Heart J, 2017, 38(32): 2459-2472.

[5] SABATINE M S, GIUGLIANO R P, KEECH A C, et al. Evolocumab and clinical outcomes in patients with cardiovascular disease[J]. N Engl J Med, 2017, 376(18): 1713-1722.

[6] O'DONOGHUE M L, GIUGLIANO R P, WIVIOTT S D, et al. Long-term Evolocumab in patients with established atherosclerotic cardiovascular disease[J]. Circulation, 2022, 146(15): 1109-1119.

病例 21

介入无植入联合 PCSK9i 治疗青年冠心病患者

摘要

　　31 岁青年男性患者，因"间断胸部憋痛不适伴气紧 1 周"入院，完善冠状动脉造影（CAG）提示左前降支中段（mLAD）50%～99% 节段性狭窄，并接受药物涂层球囊扩张术治疗，实验室检查发现低密度脂蛋白胆固醇（LDL-C）水平高达 3.14mmol/L，术中血管内超声（IVUS）可见 mLAD 病变部位斑块负荷率高达 79%。术后将患者冠心病二级预防治疗方案制定为阿司匹林肠溶片 + 硫酸氯吡格雷片 + 阿托伐他汀钙片 + 依洛尤单抗注射液，在对患者随访的 10 个月内，患者的 LDL-C 水平维持在 1.0mmol/L 以下，罪犯病变部位斑块负荷率降至 34%。该病例提示，对于青年动脉粥样硬化性心血管疾病（ASCVD）患者，采用介入无植入的手术策略可减轻患者心理负担及双联抗血小板药物应用时间，联合依洛尤单抗治疗可快速降低患者的 LDL-C 水平，有效控制 ASCVD 风险，改善患者的长期预后。

　　患者青年男性，31 岁，既往存在大量吸烟、熬夜的不良生活习惯，但否认高血压、糖尿病及早发冠心病家族史，该患者自觉间断胸部憋痛不适伴气紧 1 周，劳累或情绪激动后可诱发加重，休息后可缓解，2 天前胸痛症状频繁发作，于 2020 年 4 月 30 日入院，随即完善冠状动脉造影提示左前降支中段（mLAD）50%～99% 节段性狭窄，考虑到患者为青年男性且病变较为局限，为减轻患者心理负担，避免 PCI 术后的相关并发症，减少双联抗血小板药物应用时间，决定为患者行药物涂层球囊扩张术。入院后超声心动图提示患者心功能尚可（LVEF 为 63%），实验室检查提示低密度脂蛋白胆固醇（LDL-C）为 3.14mmol/L，总胆固醇为 4.73mmol/L。

　　术中血管内超声（IVUS）可见 mLAD 最小管腔面积（MLA）为 3.98mm^2，斑块负荷率高达 79%（图 21-1A）。

　　首先沿导丝送 SPRINTER 2.5mm×20mm 预扩张球囊至 mLAD 病变处，以 10atm×10 秒扩张后，IVUS 成像显示 MLA 明显改善，斑块负荷率为 47%（图 21-1B）。继而使用 Flextom 3.5mm×10mm 切割球囊加压至 8atm 进行扩张，随后使用 NC TREK 3.5mm×15mm 球囊进一步扩张后植入 SeQuent Please 3.5mm×30mm 药物涂层球囊，结果满意。

　　术后将患者冠心病二级预防治疗方案制定为阿司匹林肠溶片 + 硫酸氯吡格雷片 + 阿托伐他汀钙片。根据 2019 年 ESC 血脂指南建议，对于极高风险的冠心病二级预防患者，

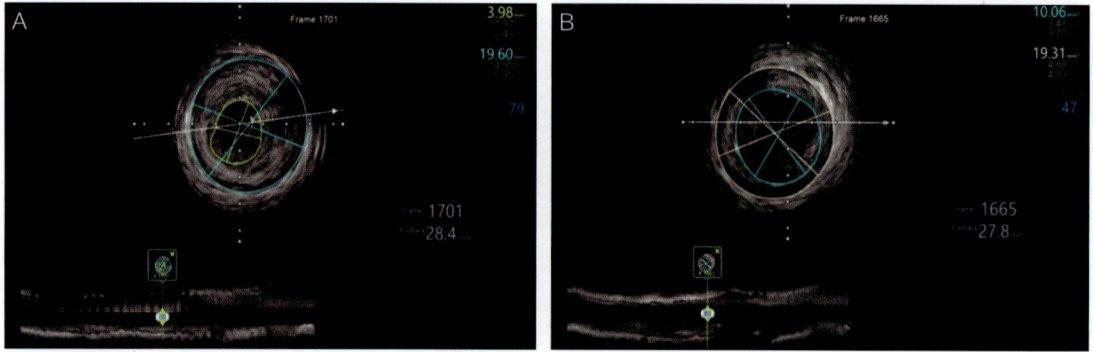

图 21-1　术中血管内超声

LDL-C 需从基线降低至少 50% 且 LDL-C 目标值<1.4mmol/L（推荐级别为 I A）。该患者 LDL-C 水平高达 3.14mmol/L（图 21-2），因此在他汀类药物治疗的基础上联合 PCSK9i 降脂治疗，每 2 周皮下注射依洛尤单抗注射液 140mg。2020 年 12 月患者因鼻出血停用阿司匹林肠溶片，将方案调整为硫酸氯吡格雷片＋阿托伐他汀钙片＋依洛尤单抗注射液。

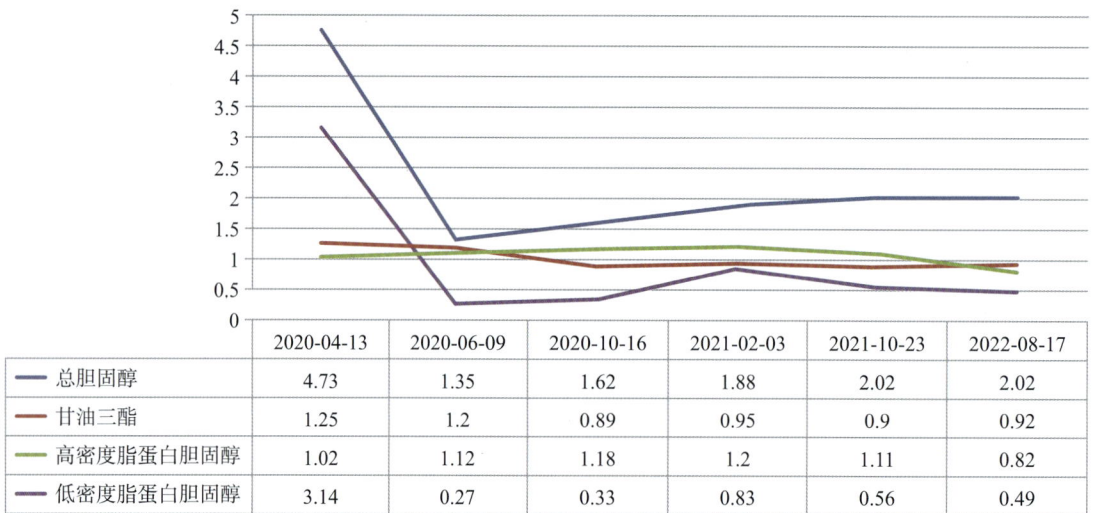

	2020-04-13	2020-06-09	2020-10-16	2021-02-03	2021-10-23	2022-08-17
总胆固醇	4.73	1.35	1.62	1.88	2.02	2.02
甘油三酯	1.25	1.2	0.89	0.95	0.9	0.92
高密度脂蛋白胆固醇	1.02	1.12	1.18	1.2	1.11	0.82
低密度脂蛋白胆固醇	3.14	0.27	0.33	0.83	0.56	0.49

图 21-2　患者血脂变化情况（单位：mmol/L）

给予依洛尤单抗 140mg、1 次 /2 周联合阿托伐他汀钙片 20mg、1 次 /d 规律治疗 2 个月后，患者的 LDL-C 水平由术前的 3.14mmol/L 降至 0.27mmol/L，术后 10 个月复查 IVUS 显示 mLAD 病变部位 MLA 为 12.81mm^2，斑块负荷率降至 34%，LDL-C 水平仍维持在 1.0mmol/L 以下（0.83mmol/L）。

【讨论与总结】

基于血浆脂蛋白特别是 LDL-C 升高与 ASCVD 发病率和死亡率之间的明确关系，目前的治疗指南侧重于降低 LDL-C 浓度以降低 ASCVD 发生风险。然而，许多关于他汀类药物的临床试验显示，尽管已经降低 LDL-C 水平，但仍存在持续的残余 ASCVD 风险。PCSK9i 可进一步显著降低残余脂蛋白水平，并对患者残余 ASCVD 风险产生积极的影响[1]。

首项关于 PCSK9i 逆转斑块的 GLAGOV 研究证实，在他汀类药物治疗的基础上使用依洛尤单抗可显著逆转冠状动脉斑块[2]。HUYGENS 研究证实，ACS 后早期联用依洛尤单抗治疗 1 年，可显著增加冠状动脉粥样硬化斑块最小纤维帽厚度（FCT），降低最大脂质弧，受益程度与降脂强度成正比[3]。

随着 ASCVD 的发生与发展越来越趋于年轻化，青年 ASCVD 患者患病后心理负担重，并可能伴有早发 ASCVD 及遗传性高胆固醇血症家族史，"介入无植入"的手术策略可以减轻青年 ASCVD 患者心理负担，避免 PCI 术后的相关并发症，减少双联抗血小板药物应用时间。在他汀类药物治疗的基础上联合依洛尤单抗还可使该类患者的 LDL-C 尽快达标，斑块得到逆转，安全性、耐受性、降脂持续性良好，从而改善患者的长期预后。

（马登峰）

参考文献

[1] HOOGEVEEN R C, BALLANTYNE C M. Residual cardiovascular risk at low LDL: remnants, lipoprotein(a), and inflammation[J]. Clin Chem, 2021, 67(1): 143-153.

[2] NICHOLLS S J, PURI R, ANDERSON T, et al. Effect of Evolocumab on progression of coronary disease in statin-treated patients: the GLAGOV randomized clinical trial[J]. JAMA, 2016, 316(22): 2373-2384.

[3] NICHOLLS S J, NISSEN S E, PRATI F, et al. Assessing the impact of PCSK9 inhibition on coronary plaque phenotype with optical coherence tomography: rationale and design of the randomized, placebo-controlled HUYGENS study[J]. Cardiovasc Diagn Ther, 2021, 11(1): 120-129.

左前降支支架内再狭窄 DCB 治疗后强化降脂治疗

摘要

66 岁男性患者，12 年前因急性心肌梗死行 PCI，于 LAD 及 D 各植入 1 枚支架，术后坚持药物治疗，6 年前因再发胸痛再次于 LAD 植入 1 枚支架，4 年前复查冠状动脉造影提示"支架通畅"，之后因"肝功能异常"间断服用"瑞舒伐他汀钙片"，1 周前再次因心绞痛发作而入院。入院后查 TC 4.6mmol/L，LDL-C 3.19mmol/L。行冠状动脉造影提示 LAD 支架内再狭窄，术前予以阿司匹林肠溶片 + 替格瑞洛双联抗血小板治疗，介入手术应用药物涂层球囊（DCB）干预支架内再狭窄病变，术后给予他汀类药物加依折麦布治疗，血脂控制仍不达标，术后 11 个月到 2 年应用依洛尤单抗 140mg、2 次/月，后期随访 LDL-C 水平维持在 1.4mmol/L 左右，2 年后复查冠状动脉造影提示支架内未见再狭窄。该病例提示，他汀类药物联合依洛尤单抗可强化血脂达标，降低支架内再狭窄发生风险。

患者男性，66 岁，既往无高血压、糖尿病病史，12 年前因急性心肌梗死行 PCI，于 LAD 及 D 各植入 1 枚支架，术后坚持药物治疗，6 年前因再发胸痛再次于 LAD 植入 1 枚支架，4 年前复查冠状动脉造影提示"支架通畅"，之后因"肝功能异常"间断服用"瑞舒伐他汀钙片"，1 周前再次因心绞痛发作而入院。实验室检查显示肌钙蛋白 I 0.01ng/ml（参考范围：<0.04ng/ml），NT-proBNP 测定 439pg/ml（参考范围：300～1 800pg/ml）；TC 4.6mmol/L，LDL-C 3.19mmol/L，HDL-C 0.68mmol/L。超声心动图提示 EF 43%，LVEDD 64mm，室壁瘤形成。GRACE 评分为 130 分，CRUSADE 评分为 14 分。该患者的双联抗血小板治疗（DAPT）方案为阿司匹林 + 替格瑞洛。

冠状动脉造影提示 LM 远段可见支架影，支架内不规则增生，LAD 开口至近段可见支架影，支架内弥漫性再狭窄，最重处 90% 狭窄，D_1 开口至近段可见支架影，支架内 100% 闭塞；LCX（−）；RCA 近段至中段弥漫性病变，最重处 60% 狭窄。患者及家属不考虑冠状动脉搭桥术，既往两次于 LAD 植入支架，目前显示支架内再狭窄，如再次植入支架效果差，故考虑应用药物涂层球囊；D_1 为慢性闭塞病变，与患者目前心绞痛发作无直接关系，暂不处理。术中对支架内再狭窄进行充分预处理后，选用 3.0mm×30mm 药物涂层球囊高压力扩张，术后即刻效果较好。

术后，瑞舒伐他汀 10mg、1 次/d+依折麦布 10mg、1 次/d 规律用药，患者血脂水平控制仍不达标，将降脂治疗方案改为瑞舒伐他汀 10mg、1 次 /d+依洛尤单抗 140mg、1 次 /2 周，术后 1～2 年 LDL-C 水平仍维持在 1.4mmol/L 左右及以下。

2 年后复查冠状动脉造影未见支架内再狭窄发生。

【讨论与总结】

患者曾两次于 LAD 植入支架，造影显示支架内发生再狭窄，再次植入支架效果差，最终考虑应用药物涂层球囊扩张，支架涉及 LM 和 LAD 近段，LAD 已经发生支架内再狭窄，血栓事件及心血管死亡风险高，需要更积极的抗血小板治疗，替格瑞洛相比氢氯吡格雷为更好的选择，ACS 患者心血管事件复发风险高，通过强化降脂治疗逆转 / 稳定动脉粥样硬化斑块是降低 ACS 患者心血管事件复发的重要治疗策略之一。此患者使用 PCSK9i，显著降低了 LDL-C 水平，降低了心血管事件再发风险。

（李翔华）

慢性冠状动脉综合征患者从长期强效降脂中的获益

摘要

　　1 例发生不稳定型心绞痛行冠状动脉搭桥术的 ASCVD 患者，经联合依洛尤单抗强化降脂，最终实现斑块逆转。患者为 82 岁高龄男性，既往有冠心病和心律失常病史。患者 11 年来间断胸闷，曾行冠状动脉旁路移植术。在使用他汀类药物联合依折麦布效果不佳后，改用他汀类药物联合 PCSK9i 依洛尤单抗长期治疗，患者 LDL-C 水平显著下降，达到了超高危 ASCVD 患者的控制标准，颈动脉斑块明显减小，且长期使用依洛尤单抗安全性良好，该病例充分肯定了 PCSK9i 在降低血脂及稳定斑块方面的有效性、合理性和必要性。对于超高危 ASCVD 患者，长期使用 PCSK9i，效果显著且安全性好。

　　患者高龄男性，82 岁，入院诊断：①冠状动脉粥样硬化性心脏病，稳定型心绞痛，冠状动脉搭桥术后，心功能Ⅱ级；②心律失常，偶发室性期前收缩；③贝赫切特病；④腹主动脉瘤；⑤糖耐量受损。

　　治疗经过：患者长期规律服用阿司匹林肠溶片 100mg、1 次/d；琥珀酸美托洛尔缓释片 11.875mg、1 次/d；吗替麦考酚酯胶囊早 2 粒，晚 1 粒行免疫抑制治疗。降脂治疗方面，自 2020 年 11 月起，因 LDL-C 反复不达标（波动在 2.2 ~ 3.0mmol/L），调整降脂方案为瑞舒伐他汀钙片 20mg、1 次/晚 + 依折麦布片 10mg、1 次/d，2020 年 12 月 3 日复查 LDL-C 仍未控制至达标范围，且转氨酶升高，故于 2020 年 12 月 3 日开始将瑞舒伐他汀钙减量至 10mg+依折麦布 10mg。2021 年 2 月再次复查 LDL-C 为 3.08mmol/L。2021 年 3 月 2 日调整治疗方案为：瑞舒伐他汀钙片 10mg、1 次/晚，停用依折麦布片，加用依洛尤单抗注射液 140mg、1 次/2 周皮下注射。1 周后 LDL-C 水平下降，肝肾功能未见异常。2021 年 4 月 8 日再次复查血脂较前明显下降。此后持续维持他汀类药物 + 依洛尤单抗治疗 1 年。血脂水平变化见表 23-1。复查颈动脉超声，颈动脉斑块较 1 年前明显缩小（表 23-2）。

表 23-1　2020 年 12 月至 2022 年 4 月随访血脂水平变化

单位：mmol·L^{-1}

日期	甘油三酯	总胆固醇	LDL-C
2020-12-03	1.02	4.13	2.49

续表

日期	甘油三酯	总胆固醇	LDL-C
2021-02-01	1.17	4.89	3.08
2021-03-02	1.10	4.49	2.85
2021-03-09	1.38	3.94	2.42
2021-04-08	1.30	2.95	1.71
2021-05-06	1.30	2.66	1.49
2021-06-09	0.86	2.72	1.51
2021-09-08	1.38	2.43	1.28
2021-12-01	0.93	2.54	1.29
2022-01-09	1.62	2.57	1.48
2022-03-07	1.28	2.49	1.22
2022-04-07	0.86	2.38	1.04

表 23-2　颈动脉斑块变化

	日期	
	2021 年 3 月 7 日	2022 年 4 月 8 日
颈动脉斑块大小	15.6mm × 3.0mm	10.5mm × 2.8mm
	18.8mm × 3.3mm	11.9mm × 2.9mm
	13.9mm × 3.6mm	11.7mm × 2.4mm
	12.8mm × 2.5mm	11.4mm × 2.5mm

【讨论与总结】

　　LDL-C 促进 ASCVD 患者斑块形成的发展过程。研究显示，残余胆固醇风险（LDL-C ≥1.8mmol/L）是斑块破裂的独立预测因素。

　　2020 年《超高危动脉粥样硬化性心血管疾病患者血脂管理中国专家共识》和 2019 年《中国胆固醇教育计划调脂治疗降低心血管事件专家建议》均推荐对 ASCVD 患者进一步分层。其中，2020 年中华医学会心血管病学分会（CSC）专家共识将发生过 ≥2 次严重的 ASCVD 事件或发生过 1 次严重的 ASCVD 事件合并 ≥2 个高风险因素的患者定义为超高危 ASCVD 患者，并建议对这类超高危患者采用更严格的 LDL-C 目标值：LDL-C<1.4mmol/L且较基线降幅超过50%。超高危ASCVD患者应接受更为强效的降脂方案。对此，2020年CSC专家共识提出，在降脂治疗方案中，以PCSK9i为基础的治疗方案具有很显著的降LDL-C效果：PCSK9i与高强度他汀类药物联合治疗，LDL-C平均降幅为75%；与高强度他汀类药物＋依折麦布联合时，LDL-C平均降幅可达到85%。

　　既往已有多项研究显示，PCSK9i依洛尤单抗在他汀类药物治疗的基础上进一步降低LDL-C水平达59%~75%。一项回顾性观察性单中心研究显示，ACS后早期使用依洛尤单抗治疗12周后，冠状动脉斑块纤维帽增厚，脂质减少，斑块更稳定。FOURIER研究预设的亚组分析结果显示，依洛尤单抗对超高危ASCVD患者发生2次以上心肌梗死、合并糖尿病以及多支血管病变等不同疾病背景的患者均带来显著心血管获益，而长期使用依洛尤单抗并不增加不良事件发生率。长达5年随访数据证实依洛尤单抗安全耐受性良好，所有研究中均未检测到中和抗体。HUYGENS研究纳入161例非ST段抬高型心肌梗死（NSTEMI）患者，按1∶1随机分配至依洛尤单抗组及安慰剂组，研究为期52周。结果显示，在多个不良事件发生风险方面，依洛尤单抗均优于安慰剂。

（崔蕴文）

病例 24

依洛尤单抗在多支病变缺血性心肌病患者中的应用

摘要

47 岁男性患者，因"间断胸闷、胸痛 9 年，症状加重 1 天"入院治疗，此次入院前曾有多次住院史、多次介入治疗史。此次入院实验室检查显示 TC 2.87mmol/L，TG 1.08mmol/L，HDL-C 0.79mmol/L，LDL-C 1.86mmol/L。考虑患者为中青年男性，多次发生心肌梗死，已经进展为缺血性心肌病、心力衰竭，冠状动脉多支病变，多次介入治疗，病变重，已经使用了规范药物治疗，病情（缺血、心力衰竭）仍进展；结合最新循证证据，此患者为超高危 ASCVD 患者，LDL-C 考虑更严格的管理目标，加用依洛尤单抗注射液 140mg、1 次/2 周皮下注射，遵医嘱治疗 1 年以上，用药期间血脂控制稳定，LDL-C 维持在 1.4mmol/L 以下，随访期间偶有心绞痛发作，多于活动量较大时发生，含服硝酸甘油可缓解，无明显活动后气短和夜间阵发性呼吸困难，有效控制症状且无再次加重入院。

患者男性，47 岁，因"间断胸闷、胸痛 9 年，症状加重 1 天"于 2021 年 7 月 5 日第 5 次入院。否认高血压、糖尿病、高脂血症等病史。无家族遗传病史。9 年前（2013 年）因"急性前壁心肌梗死"，于 LAD 植入支架（具体不详）。5 年前（2016 年）因"急性下壁、右壁心肌梗死"再入院，冠状动脉造影（2016-08-29）提示右优势型，LM 散在斑块浸润，可见一局限狭窄约 40%；LAD 散在斑块浸润，近段可见重度钙化，近中段可见支架影，支架内可见内膜增生，支架内未见有意义狭窄，可见至 RCA 的 2 级侧支循环，D_1 可见一局限狭窄约 90%；LCX 散在斑块浸润，中段可见一局限狭窄约 90%，远段可见一局限狭窄约 80%，自 OM_3 发出后 LCX 闭塞；RCA 散在斑块浸润，近段可见一局限狭窄约 70%，中段可见一局限狭窄约 80%，远段可见螺旋夹层，PLA 可见一局限狭窄约 90%，PDA 可见一局限狭窄约 50%，可见 RCA 至 LCX 的 2 级侧支循环。患者 RCA 重度迂曲，且远段螺旋夹层。患者的螺旋夹层，PCI 手术风险高，暂行药物治疗。1 年前（2020 年）因"不稳定型心绞痛"第 3 次入院，冠状动脉造影提示右优势型，LM 未见明显异常；LAD 散在斑块浸润，近段可见支架影，支架内中度内膜增生，管状再狭窄约 50%，D_1 开口狭窄约 70%；LCX 散在斑块浸润，近段局限性狭窄约 95%，中段长段狭窄约 60%，可见囊性扩张，高位 OM 开口狭窄约 95%；RCA 重度斑块浸润，近中段长段狭窄最重约 70%，后三叉前延续至 PLA 近段长段狭窄最重约 75%。于 LCX 病变部位植入 Resolute Integrity 2.75mm×18mm 支架 1 枚。

半年前（2021 年）因"急性非 ST 段抬高型心肌梗死"第 4 次入院，急诊冠状动脉造影提示右优势型，LM 未见明显异常；LAD 散在斑块浸润，近段可见支架影，支架内中度内膜增生，管状再狭窄约 50%，D_1 开口狭窄约 70%；LCX 自近段完全闭塞，高位 OM 开口狭窄约 95%；RCA 重度斑块浸润，近中段长段狭窄最重约 70%，后三叉前延续至 PLA 近段长段狭窄最重约 90%。于 LCX 病变部位植入 Resolute Integrity 3.0mm×18mm 支架 1 枚。

本次入院：体格检查显示体温 36.4℃，脉搏 62 次/min，呼吸 19 次/min，血压 126/90mmHg；神清，双肺呼吸音清，未闻及干、湿啰音；心率 62 次/min，律齐，各瓣膜听诊区未闻及杂音；腹软，无压痛及反跳痛，肝、脾肋下未触及；双下肢无水肿；四肢肌力 V 级，肌张力正常，双侧巴宾斯基（Babinski）征、克尼格（Kernig）征阴性。心电图（2021-07-05 入院）提示窦性心律，心室率 62 次/min，$V_1 \sim V_4$、Ⅱ、Ⅲ、aVF 导联可见病理性 Q 波，$V_2 \sim V_6$ 导联 T 波倒置。心脏及腹部大血管超声（2021-07-05）提示 EF 30.7%，左心扩大，左心室节段性室壁运动异常，左心室心尖部室壁瘤形成，左心室射血分数减低，左心室舒张功能 Ⅰ 级，建议行左心声学造影检查。胸部 X 线（2021-07-05）提示心影略增大，主动脉硬化，右侧波浪膈。NT-proBNP 测定 458.00pg/ml，Cr 80.0μmol/L，TC 2.87mmol/L，TG 1.08mmol/L，HDL-C 0.79mmol/L，LDL-C 1.86mmol/L。

病例特点：中青年男性，多次发生心肌梗死，已经进展为缺血性心肌病、心力衰竭，冠状动脉多支病变，多次介入治疗，病变重，已经使用了规范药物治疗，病情（缺血、心力衰竭）仍进展。

药物治疗：吲哚布芬片 0.1g、2 次/d 口服，替格瑞洛片 90mg、2 次/d 口服，沙库巴曲缬沙坦钠片 75mg、2 次/d 口服，酒石酸美托洛尔片 25mg、2 次/d 口服，尼可地尔片 5mg、3 次/d 口服，螺内酯片 20mg、2 次/d 口服，依洛尤单抗 140mg、1 次/2 周皮下注射。

非药物治疗：①营养处方：低盐低脂饮食，适量补充蛋白质，监测出入量；②运动处方：指导患者在自测心率、血压的基础上，进行散步、太极拳等轻体力活动；③心理处方：保持乐观心态。

随访结果：血脂变化见图 24-1。随访期间偶有心绞痛发作，多于活动量较大时发生，含服硝酸甘油可缓解，无明显活动后气短和夜间阵发性呼吸困难。

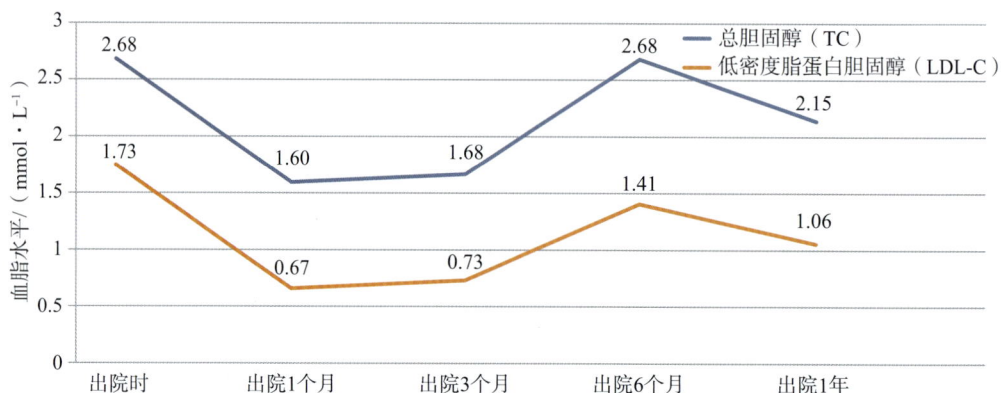

图 24-1　随访期间血脂变化

【讨论与总结】

　　《中国心血管健康与疾病报告 2019 概要》指出，ASCVD 居我国居民死因首位，而胆固醇水平升高是引发我国心血管事件的主要原因之一，LDL-C 又在动脉粥样硬化的发生和发展过程中起关键作用，LDL-C 降低是改善临床预后的关键。

　　根据《超高危动脉粥样硬化性心血管疾病患者血脂管理中国专家共识》[1]和《中国胆固醇教育计划调脂治疗降低心血管事件专家建议》[2]对患者的危险分层，此患者为超高危 ASCVD 患者，基于循证证据，对 LDL-C 设定了更严格的管理目标，推荐将 LDL-C 较基线降低≥50% 且 LDL-C 目标值<1.4mmol/L；预计他汀类药物联合依折麦布不能使患者 LDL-C 达标，可直接启动他汀类药物与 PCSK9i 联合治疗[3]。

　　依洛尤单抗注射液在他汀类药物治疗的基础上可进一步降低 LDL-C 水平达59%~75%，使患者血脂控制在较低达标水平，降低心血管事件再发风险[4]，同时FOURIER 研究[5]、OSLER 研究[6]、FOURIER-OLE 研究均证实了依洛尤单抗注射液使用的安全性及耐受性良好。

（汪雁博）

参考文献

[1] 中华医学会心血管病学分会动脉粥样硬化与冠心病学组，中华心血管病杂志编辑委员会. 超高危动脉粥样硬化性心血管疾病患者血脂管理中国专家共识 [J]. 中华心血管病杂志，2020，48（4）：280-286.

[2] 中国胆固醇教育计划（CCEP）工作委员会，中国医疗保健国际交流促进会动脉粥样硬化血栓疾病防治分会，中国老年学和老年医学学会心血管病分会，等. 中国胆固醇教育计划调脂治疗降低心血管事件专家建议（2019）[J]. 中华内科杂志，2020，59（1）：18-22.

[3] MACH F, BAIGENT C, CATAPANO A L, et al. 2019 ESC/EAS Guidelines for the management of dyslipidaemias: lipid modification to reduce cardiovascular risk[J]. Eur Heart J, 2020, 41(1): 111-188.

[4] ROBINSON J G, NEDERGAARD B S, ROGERS W J, et al. Effect of evolocumab or ezetimibe added to moderate- or high-intensity statin therapy on LDL-C lowering in patients with hypercholesterolemia: the LAPLACE-2 randomized clinical trial[J]. JAMA, 2014, 311(18): 1870-1882.

[5] SABATINE M S, GIUGLIANO R P, KEECH A C, et al. Evolocumab and clinical outcomes in patients with cardiovascular disease[J]. N Engl J Med, 2017, 376(18): 1713-1722.

[6] SABATINE M S, GIUGLIANO R P, WIVIOTT S D, et al. Efficacy and safety of evolocumab in reducing lipids and cardiovascular events[J]. N Engl J Med, 2015, 372(16): 1500-1509.

PCSK9i 在合并多种危险因素的冠状动脉复杂病变患者中的应用

摘要

老年男性患者，既往有高血压、糖尿病、脑梗死、下肢动脉闭塞症病史，长期大量吸烟史，反复多次住院治疗，并存多种类型血管病变，属于超高危 ASCVD 人群。依据 CSC 专家共识建议，对符合中国超高危 ASCVD 定义的患者，LDL-C 水平的干预靶标降低至 1.4mmol/L 以下且较基线降幅超过 50%，对于 2 年内发生 ≥2 次 MACE 的超高危 ASCVD 患者，建议 LDL-C 降至 1.0mmol/L 以下且较基线降幅超过 50%。给予患者 PCSK9i 依洛尤单抗 140mg、1 次 /2 周 + 瑞舒伐他汀长期强化降脂治疗后，患者喘憋症状好转，未再出现因喘憋症状加重再入院等心血管事件。该病例提示，对于超高危 ASCVD 患者，长期使用 PCSK9i 强化降脂治疗，是避免斑块进展、再次发生心血管事件的关键因素。

患者男性，73 岁，既往有高血压病史 40 年，2 型糖尿病病史 17 年，年轻时大量吸烟、饮酒史，现已戒烟、戒酒。患者于 1995 年、2005 年两次脑梗死病史，未遗留显著后遗症。对自身的疾病并不重视，危险因素控制不佳。于 2014 年病情进展，因"不稳定型心绞痛"在外院住院，于 LAD 植入 2 枚支架。2015 年因"下肢动脉闭塞症"在我院血管外科住院，行下肢动脉支架植入术。术后口服双联抗血小板联合抗凝药物（华法林 + 西洛他唑 + 氯吡格雷）。2019 年因"脑出血"行颅内出血引流术。停用氯吡格雷，仅保留华法林 + 西洛他唑治疗。患者于 2020 年意外摔伤，行右髋关节置换术。术后患者活动因疼痛明显受限。此后身体状况急转直下。于 2020 年 7 月因"喘息、憋气"再次就诊于外院，行 CTA 排除了肺栓塞，诊断为心力衰竭、肾功能异常，住院治疗后症状缓解。2020 年 12 月再次因"喘息、憋气"诊断为心力衰竭，在外院住院治疗，保守治疗后出院。2 个月后喘息、憋气再次加重，在门诊多次就诊，症状迁延，改善不明显。患者于 2021 年 4 月因"喘憋症状加重"再次收入院。

患者为老年男性，合并多重危险因素（糖尿病、高血压、吸烟、年龄），同时有脑血管疾病、心血管疾病及外周血管疾病的明确病史，综合分析为超高危 ASCVD 患者，主要临床表现为心力衰竭合并持续性心房颤动。

入院后给予抗心力衰竭、利尿减负荷、低分子量肝素 + 氯吡格雷抗栓、他汀类药物调脂、降肌酐、降血糖及吸氧、卧床、改善睡眠等一般治疗，住院治疗 11 天，患者病情好转出院。出院时患者胸闷、憋气症状明显缓解，日常活动无明显受限。出院不足 1 个月，患者再次出现胸闷、憋气，活动时较为明显，休息可缓解，日常活动明显受限。体格检查显示血压 115/60mmHg，心率 79 次/min，双肺未闻及干、湿啰音，下肢无明显水肿。超声心动图显示左心增大，左心室壁节段性运动异常，前壁运动明显减低，二尖瓣中量反流，LVEF 41%。实验室检查显示 NT-proBNP 测定 8 282pg/ml，LDL-C 2.45mmol/L，Cr 171μmol/L，eGFR 42.19ml/min。患者短时间症状复发，胸部 CT 影像显示肺淤血水肿明显改善，推定患者症状大部分来源于冠状动脉病变的不稳定，因此决定在心功能改善的基础上行冠状动脉造影检查。造影结果：LAD 支架入口处高度狭窄，支架区域弥漫性内膜增生，支架出口及远端狭窄，LAD 远端向 RCA 有侧支血流；LCX 纤细伴弥漫病变；RCA 全程弥漫病变，中段高度狭窄，远端病变弥漫，PDA 显影不清。患者合并脑血管疾病病史，因 CABG 创伤较大，综合考虑患者身体情况、对麻醉的耐受程度以及患者和家属的意愿等，决定行 PCI，改善缺血，尽量完全血运重建，减少对比剂使用，尽量少植入支架。

患者冠状动脉造影结果符合糖尿病患者多支弥漫病变的特点，同时合并肾功能不全、脑血管及外周血管疾病，属于超高危 ASCVD 患者，2 年内发生心血管事件≥2 次；CSC 专家共识推荐，LDL-C 治疗目标值应<1.0mmol/L 且较基线下降至少 50%；治疗方案为 PCSK9i 依洛尤单抗 140mg、1 次/2 周 + 瑞舒伐他汀，同时给予降糖、抗栓治疗。出院后门诊随访，LDL-C 维持在 1.0mmol/L 左右，患者未再出现喘憋症状，目前规律门诊随访中。

【讨论与总结】

该病例为一例典型的超高危 ASCVD 患者经强化降脂治疗后心血管事件减少的病例。LDL-C 是动脉粥样硬化性心血管疾病（ASCVD）的关键致病因素，降低 LDL-C 可减少斑块内脂质和其诱导的炎症细胞凋亡，使凋亡细胞清除处于优势，利于斑块逆转。临床研究和荟萃分析结果提示，不论他汀类药物或非他汀类降脂药物，LDL-C 下降越低，斑块逆转越多。PCSK9i 依洛尤单抗一上市，便以大幅降低 LDL-C 水平的作用和良好的安全性备受关注，其稳定逆转斑块的作用在 GLAGOV 研究[1] 中得到明确证实，这种改善最终会转化为心血管事件减少的获益，而这种获益已经在里程碑式的 FOURIER 研究[2] 中得到明确证实。联合降脂尤其是联合 PCSK9i 会是未来强化降脂的一种重要手段和新趋势，对适宜患者尤其是超高危 ASCVD 患者，及早启用 PCSK9i 联合降脂，将有助于更快实现斑块稳定和逆转，更早得到心血管事件获益。

（高雪梅）

参考文献 ———————————————————————————————————

[1] NICHOLLS S J, PURI R, ANDERSON T, et al. Effect of evolocumab on progression of coronary disease in statin-treated patients: the GLAGOV randomized clinical trial[J]. JAMA, 2016, 316(22): 2373-2384.

[2] SABATINE M S, GIUGLIANO R P, KEECH A C, et al. Evolocumab and clinical outcomes in patients with cardiovascular disease[J]. N Engl J Med, 2017, 376(18): 1713-1722.

病例 26

依洛尤单抗强化降脂治疗逆转冠状动脉斑块

摘要

　　78 岁男性患者，既往有高血压、糖尿病病史，长期吸烟史。冠状动脉造影提示 LAD 严重狭窄，需植入支架。患者属于超高危 ASCVD，接受他汀类药物治疗后 LDL-C 控制不理想，加用 PCSK9i 依洛尤单抗后，患者 LDL-C 快速达标并维持稳定，冠状动脉硬化斑块较前逆转。该病例充分体现了 PCSK9i 在降低血脂及稳定斑块方面的有效性、合理性和必要性，对于超高危 ASCVD 患者，尽早、长期使用 PCSK9i 效果显著。

　　患者男性，78 岁，既往有高血压、糖尿病病史；吸烟史 30 年，10 支/d；否认冠心病家族史。此次因 "反复胸痛半年，再发 4 小时" 入院。

　　体格检查：BMI 27.5kg/m²，心、肺、腹无异常，双下肢无水肿。

　　辅助检查：血常规及血生化正常；血脂检查显示 TG 2.82mmol/L，TC 4.90mmol/L，HDL-C 1.22mmol/L，LDL-C 3.05mmol/L；Glu 8.35mmol/L；hs-CRP 2.61mg/L；Hcy 14.7μmol/L；HbA1c 7.4%；心肌损伤标志物检测显示 CK 143.5U/L，CK-MB 8.1ng/ml，TnI 1.26ng/ml，NT-proBNP 测定 426.1pg/ml（参考范围：<125pg/ml）。超声心动图显示收缩功能正常，LVEF 60%；二尖瓣、三尖瓣、主动脉瓣反流（轻度），主动脉硬化；左心室舒张功能减低。

　　患者入院后，给予双联抗血小板、低分子量肝素抗凝、阿托伐他汀降脂稳定斑块等药物治疗。患者仍反复发作胸痛，给予硝酸甘油含服后可缓解，持续泵入硝酸异山梨酯后无明显静息型心绞痛发作。患者行冠状动脉造影，于 mLAD-LM 植入 2 枚支架。

　　患者出院后正常活动无胸闷、胸痛发作。复查肝肾功能未见异常。坚持应用阿托伐他汀，但血脂控制欠佳，2 个月后 LDL-C 2.42mmol/L，建议患者联合 PCSK9i 依洛尤单抗强化降脂治疗（表 26-1）。

　　PCSK9i 用药策略：ACS 患者尽早使用依洛尤单抗，可显著减小斑块体积，显著逆转易损斑块。一项研究显示 [1]，治疗 50 周时，与他汀类药物＋安慰剂组相比，他汀类药物＋依洛尤单抗组的斑块体积百分比（P=0.009）和斑块总体积（P=0.04）降幅更大。从 GLAGOV 研究 [2] 到日本回顾性 OCT 研究 [3]，再到 HUYGENS 研究 [4]，依洛尤单抗在不同人群中被证实可快速、有效稳定/逆转斑块。FOURIER 研究近期心肌梗死亚组 [5] 共纳入 22 320 例已知

表 26-1　随着治疗方案调整患者的血脂水平变化

	入院	1个月后	2个月后	4个月后	6个月后	7个月后	9个月后	11个月后
LDL-C/（mmol·L⁻¹）	3.05	2.61	2.42	0.68	2.33	1.12	0.96	1.21
治疗方案	阿托伐他汀20mg、1次/d	阿托伐他汀20mg、1次/d	阿托伐他汀20mg、1次/d+依洛尤单抗140mg、1次/2周皮下注射	阿托伐他汀20mg、1次/d	阿托伐他汀20mg、1次/d+依洛尤单抗140mg、1次/2周皮下注射			

既往心肌梗死（MI）发生日期的患者，分为近期 MI（随机前 12 个月内）和远期 MI（随机前 12 个月以上）的患者，结果显示，依洛尤单抗显著降低近期 MI 患者 3 年主要终点风险 19%。以上研究均提示，依洛尤单抗可显著降低 LDL-C 水平，长期应用可使 LDL-C 维持在目标范围，同时还可减少支架内再狭窄的发生，有效稳定和逆转斑块。

【讨论与总结】

　　患者系老年男性，合并包括糖尿病、高血压在内的多种危险因素。此次因急性冠状动脉综合征（ASC）入院，属于超高危 ASCVD 患者。对这类患者的管理，除了控制危险因素、处理冠状动脉病变外，做好血脂管理是后期治疗非常重要的环节。

　　患者 PCI 术后 1 年复查血管内超声，发现动脉粥样硬化斑块面积明显缩小，这个变化主要得益于 PCSK9i 依洛尤单抗的使用。已有多项研究，如 HUYGENS 研究等证实，在患者基线中位 LDL-C 水平远高于随机对照试验 FOURIER 研究（2.4mmol/L）的欧洲临床实践中（3.98mmol/L），应用依洛尤单抗带来与随机对照试验结果相似的 LDL-C 降幅，即 58%，不仅早期降低，而且持续降低，降幅在 30 个月随访期间得到很好维持，提示依洛尤单抗治疗能带来持续的人群水平 LDL-C 控制。使用依洛尤单抗后，患者斑块形态和斑块稳定性得到改善。未来对超高危 ASCVD 患者应大力推荐使用 PCSK9i，促进 LDL-C 达标，从而稳定和逆转斑块。

（徐建强）

参考文献

[1]　SABATINE M S, GIUGLIANO R P, KEECH A C, et al. Evolocumab and clinical outcomes in patients with cardiovascular disease[J]. N Engl J Med, 2017, 376(18): 1713-1722.

[2] NICHOLLS S J, PURI R, ANDERSON T, et al. Effect of evolocumab on progression of coronary disease in statin-treated patients: the GLAGOV randomized clinical trial[J]. JAMA, 2016, 316(22): 2373-2384.

[3] YANO H, HORINAKA S, ISHIMITSU T. Effect of evolocumab therapy on coronary fibrous cap thickness assessed by optical coherence tomography in patients with acute coronary syndrome[J]. J Cardiol, 2020, 75(3): 289-295.

[4] NICHOLLS S J, KATAOKA Y, NISSEN S E, et al. Effect of evolocumab on coronary plaque phenotype and burden in statin-treated patients following myocardial infarction[J]. JACC Cardiovasc Imaging, 2022, 15(7): 1308-1321.

[5] GENCER B, MACH F, MURPHY S A, et al. Efficacy of evolocumab on cardiovascular outcomes in patients with recent myocardial infarction: a prespecified secondary analysis from the FOURIER trial[J]. JAMA Cardiol, 2020, 5(8): 952-957.

PCSK9i 依洛尤单抗治疗复杂冠心病患者的实践分享

摘要

　　本文通过四个具有代表性的复杂冠心病病例（临界病变、支架内再狭窄、支架内再狭窄及新发动脉粥样硬化病变、CTO/多支病变），分析了 ASCVD 患者降脂治疗的中心思想，即患者风险越高，其 LDL-C 目标值越低。这意味着处于极高风险的患者应接受能够达到靶目标的强化治疗。

【病例 1】PCSK9i 对冠状动脉临界病变的影响

　　患者男性，55 岁，2019 年 10 月诊断为 STEMI，外院溶栓后，对左前降支近段（pLAD）行择期 PCI，左主干前三叉（LMT）小的自发夹层，LCX 内膜不整，右冠状动脉远段（dRCA）临界病变。吸烟史 30 年余，平均 20～30 支/d；无高血压及糖尿病病史。血脂检查显示 TC 6.16mmol/L，TG 2.54mmol/L，LDL-C 3.59mmol/L，HDL-C 0.83mmol/L，Lp（a）857mg/L。出院后给予双联抗血小板及强化降脂治疗，降脂方案为在阿托伐他汀联合依折麦布的基础上加用依洛尤单抗（图 27-1）。

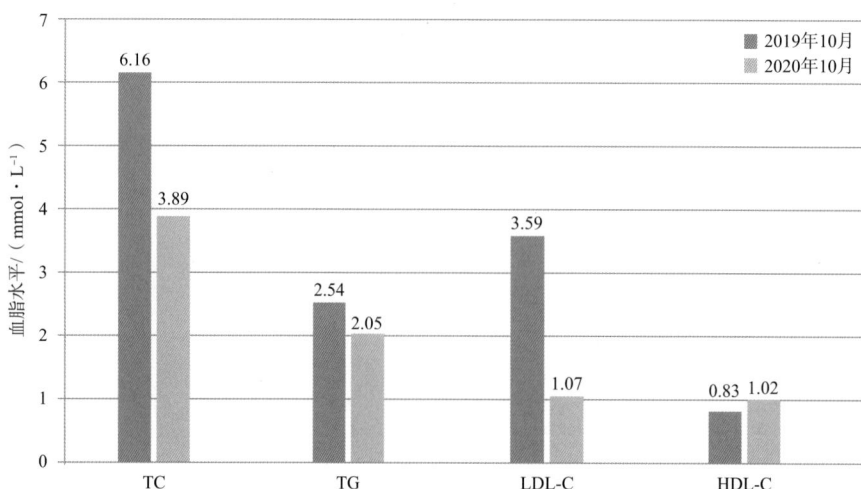

图 27-1　血脂变化

　　TC，总胆固醇；TG，甘油三酯；LDL-C，低密度脂蛋白胆固醇；HDL-C，高密度脂蛋白胆固醇。

2019 年 10 月造影显示 RCA 3# 70% 狭窄，术后 1 年复查（2020 年 10 月），患者无不适主诉，LDL-C 降至 1.07mmol/L，造影显示 RCA 3# 30% 狭窄，IVUS 证实轻度纤维斑块，斑块负荷为 30%（图 27-2）。

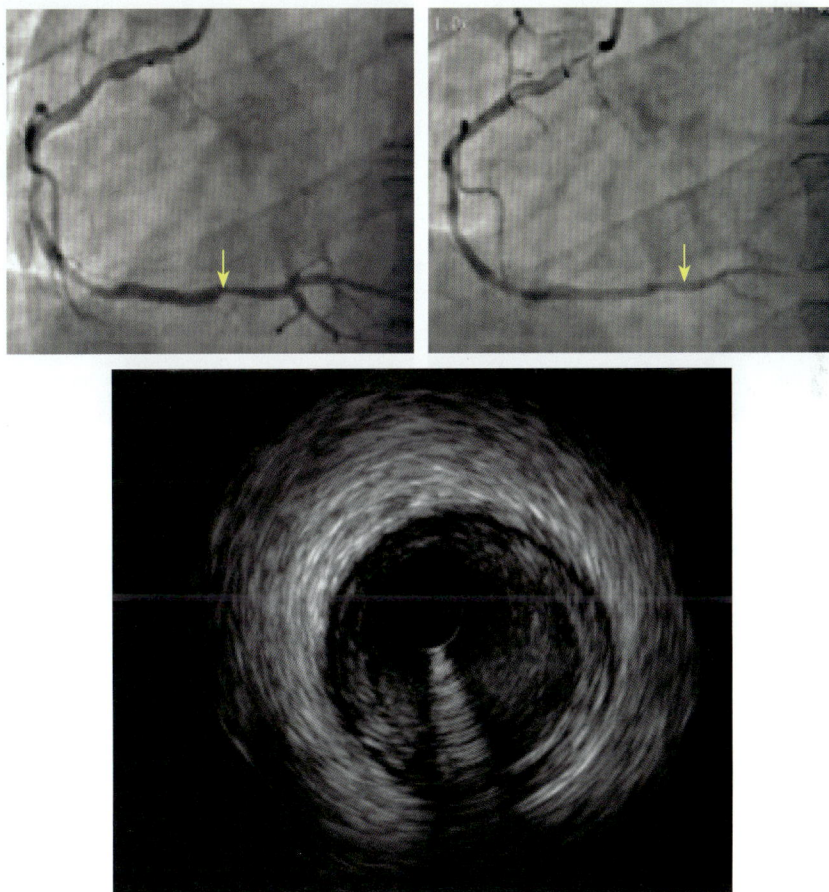

图 27-2　冠状动脉造影及血管内超声

【病例 2】PCSK9i 对支架内再狭窄的影响

患者男性，56 岁，2018 年 5 月因"急性 STEMI"于 RCA 植入 2 枚支架治疗，既往有高血压及 2 型糖尿病病史 11 年，无吸烟、饮酒及早发心血管病家族史。2018 年 6 月择期对 LAD-LM 行介入治疗（图 27-3）。

2019 年 6 月再次心绞痛发作，造影显示 RCA 支架内再狭窄 90%，OCT 显示均质性纤维斑块，支架膨胀良好，无机械断裂及新生脂质斑块。给予 NC 球囊后扩张 + 切割+DCB 治疗，残余狭窄<10%。

RCA-DCB+PCSK9i 治疗后 6 个月随访（2020 年 1 月），LDL-C 低至 0.54mmol/L（表 27-1）。再次复查造影显示 RCA 原支架内通畅，管腔无明显狭窄；OCT 提示无明显狭窄，大部支架内膜覆盖（图 27-4）。

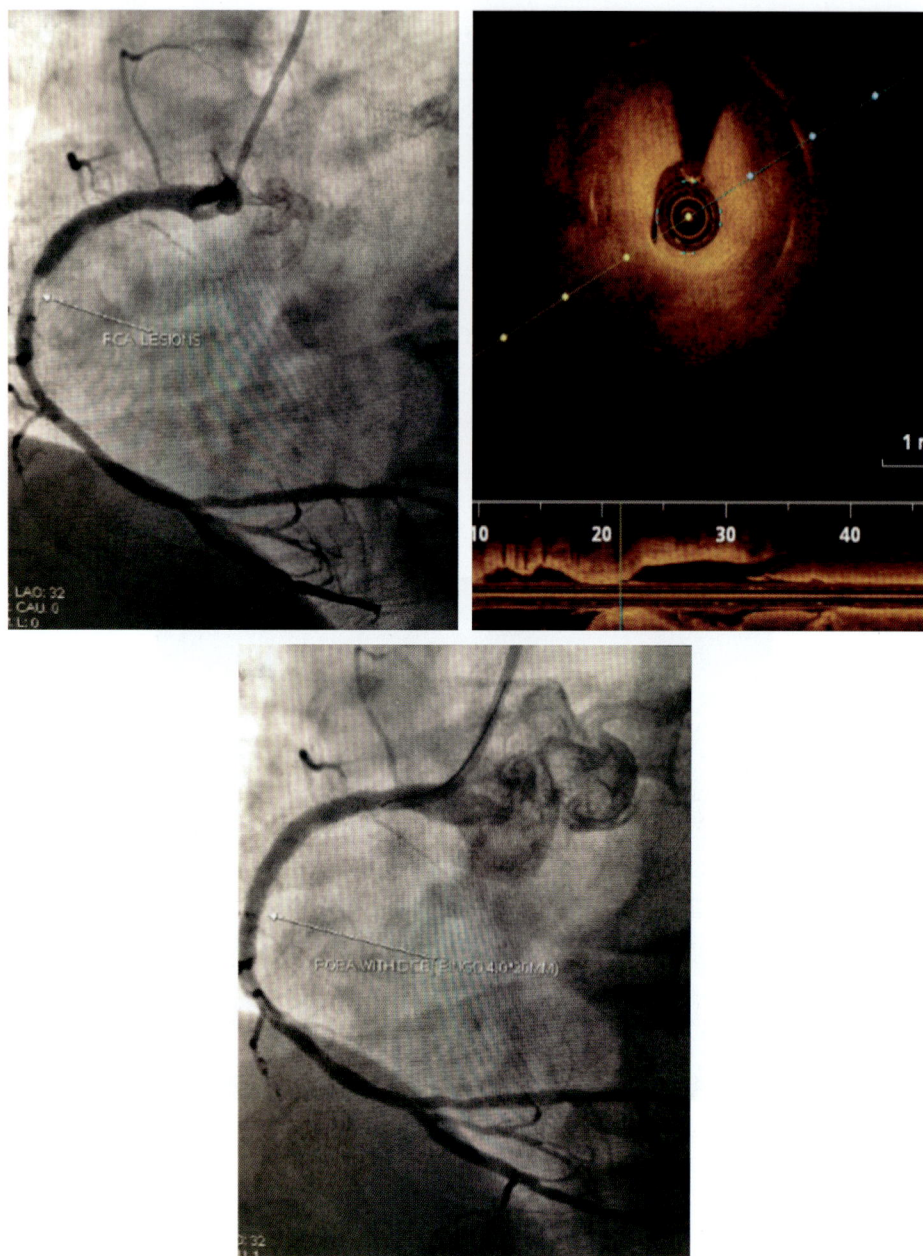

图 27-3　冠状动脉造影及 OCT 图像

表 27-1　血脂变化情况

日期	TC/ （mmol·L⁻¹）	TG/ （mmol·L⁻¹）	LDL-C/ （mmol·L⁻¹）	HDL-C/ （mmol·L⁻¹）	Lp（a）/ （mg·L⁻¹）
2018 年 5 月	4.44	1.44	2.84	0.97	567
2019 年 6 月 25 日	3.30	1.05	1.81	0.85	1 134
2019 年 7 月 16 日	2.34	0.72	0.91	0.88	1 107

续表

日期	TC/ (mmol·L⁻¹)	TG/ (mmol·L⁻¹)	LDL-C/ (mmol·L⁻¹)	HDL-C/ (mmol·L⁻¹)	Lp(a)/ (mg·L⁻¹)
2019 年 7 月 31 日	1.82	0.77	0.65	0.79	1 014
2019 年 8 月 26 日	1.88	0.80	0.67	0.81	
2019 年 9 月 30 日	1.72	0.65	0.54	0.75	841
2020 年 1 月 8 日	1.76	0.65	0.54	0.86	744

注：TC，总胆固醇；TG，甘油三酯；LDL-C，低密度脂蛋白胆固醇；HDL-C，高密度脂蛋白胆固醇；Lp（a），脂蛋白 a。

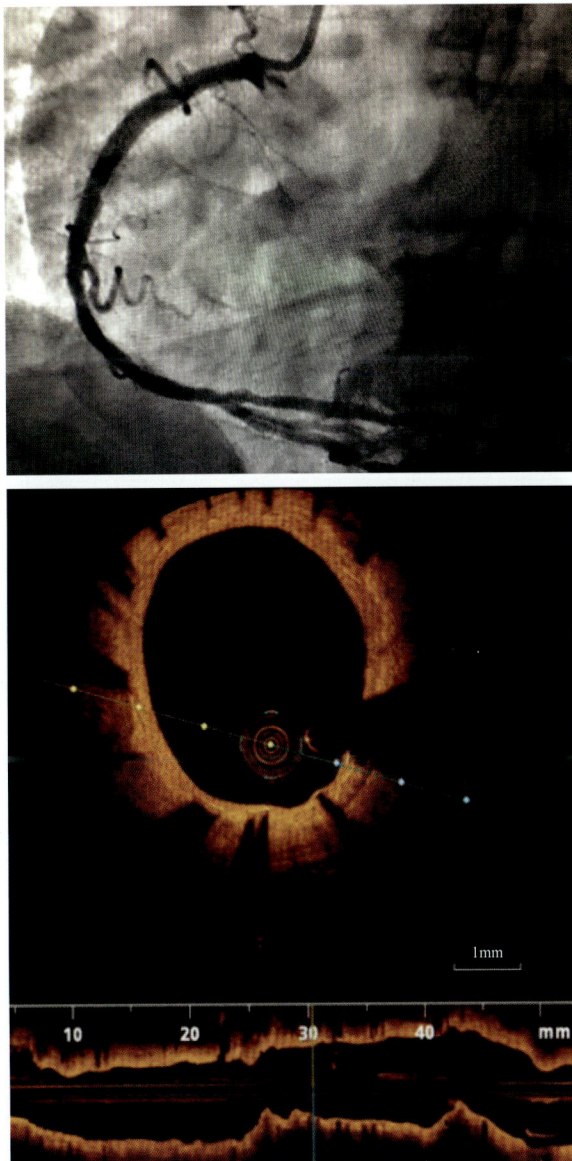

图 27-4　冠状动脉造影及 OCT 图像

【病例3】PCSK9i 在支架内再狭窄及新发动脉粥样硬化病变患者中的应用

患者男性，65 岁，3 年前因 NSTEMI（LMT-LAD 病变）行 PCI（LMT-LAD：Promus Premier 支架 3.5mm×38mm），此次因心绞痛再发住院复查 CAG 和定量血流分数（QFR），结果显示 LMT-LAD 支架内再狭窄（ISR）50%、LCX 开口狭窄 50%、RCA 2# 弥漫性狭窄 50%~75%，于 LAD 行 PTCA（DCB 3.5mm×40mm），于 RCA 行 PCI（Promus Premier 支架 4.0mm×32mm）。调整药物治疗方案，强化降脂治疗，由阿托伐他汀改为在瑞舒伐他汀联合依折麦布的基础上加用依洛尤单抗。

半年后复查，LDL-C 降至 0.96mmol/L（表 27-2），CAG 显示 LAD 无 ISR、LCX 开口狭窄 50%、RCA 无 ISR（图 27-5）。

表 27-2　血脂变化情况

日期	阶段	TC/（mmol·L^{-1}）	TG/（mmol·L^{-1}）	LDL-C/（mmol·L^{-1}）	HDL-C/（mmol·L^{-1}）	Lp（a）/（mg·L^{-1}）
2017 年 9 月	NSTEMI	4.82	1.02	2.96	0.97	273
2020 年 12 月	ISR/de novo	4.47	0.93	2.73	0.82	164
2021 年 6 月	复查	2.33	0.71	0.96	0.96	236

注：NSTEMI，非 ST 段抬高型心肌梗死；ISR/de novo，支架内再狭窄/新发；TC，总胆固醇；TG，甘油三酯；LDL-C；低密度脂蛋白胆固醇；HDL-C，高密度脂蛋白胆固醇；Lp（a），脂蛋白 a。

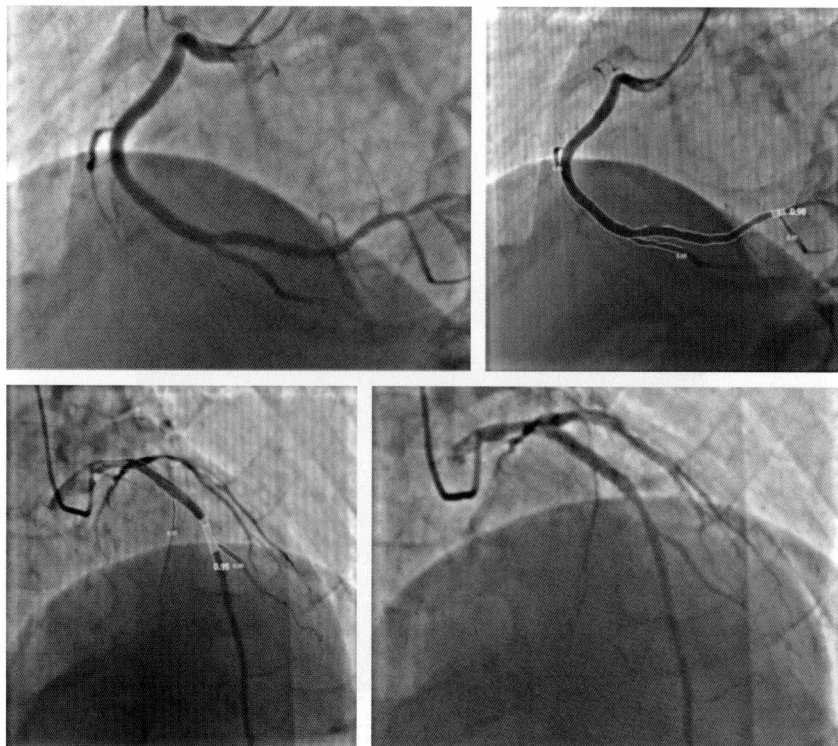

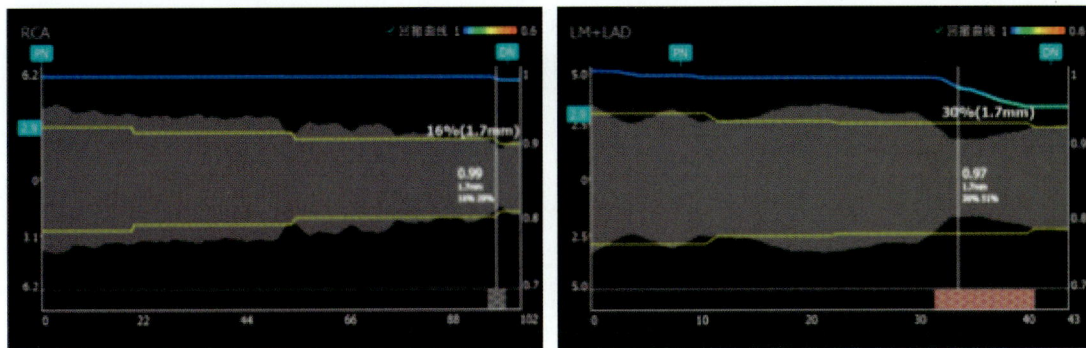

图 27-5　冠状动脉造影

【病例 4】PCSK9i 在 CTO/多支病变患者中的应用

患者男性，46 岁，因"胸痛 5 年余，加重 2 天"入院，诊断为 NSTEMI，既往有高血压病史 5 年，无糖尿病及吸烟史。2 天前就诊于外院，CAG 显示 LMT 正常、LAD 6#~7# 弥漫性狭窄 80%~90%、LCX 11# 狭窄 50%、13# 次全闭塞、RCA 2# CTO，建议其外科搭桥治疗。超声心动图显示左心室下壁、下侧壁及前侧壁运动减低，左心房大，LVEF 40%。择期 CAG 显示 LMT 正常、LAD 6#~7# 弥漫性狭窄 50%~99%、LCX 13# Subtotal、RCA 2# CTO，行 PCI［于 LAD 6#~7# 植入 RESOLUTE 支架 2.25mm×14mm+ 药物涂层球囊 2.0mm×30mm（图 27-6），于 LCX

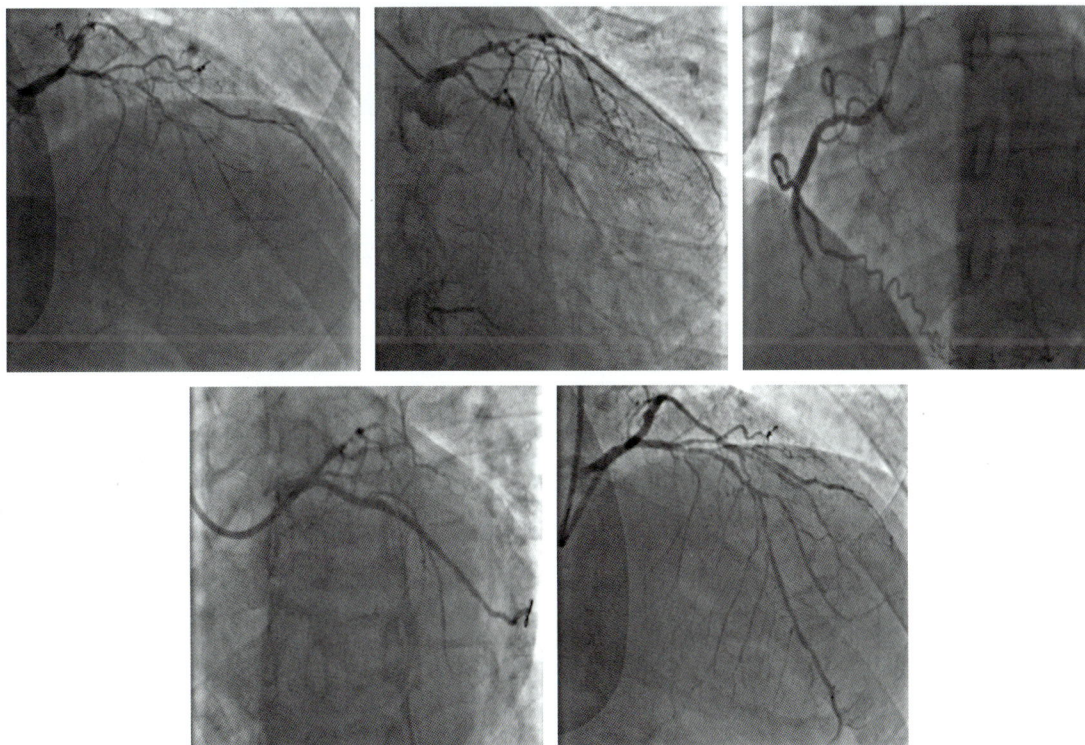

图 27-6　冠状动脉造影

$11^{\#} \sim 13^{\#}$ 植入 RESOLUTE 支架 2.25mm×14mm+RESOLUTE 支架 2.25mm×24mm（图 27-7）]，
术后予以抗血小板、强化降脂等治疗，降脂药物应用阿托伐他汀联合依洛尤单抗。

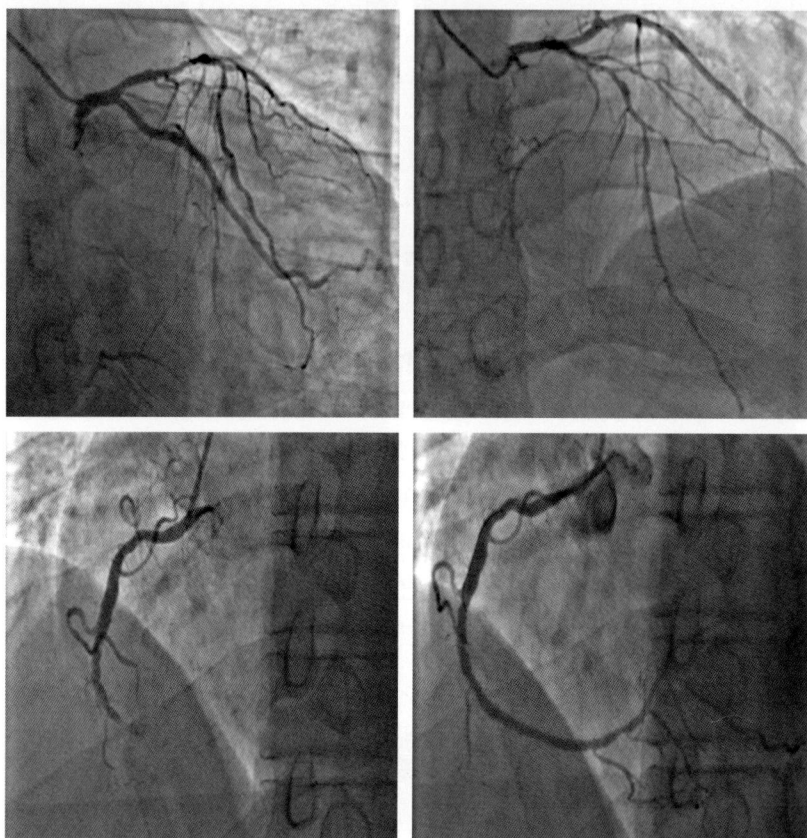

图 27-7　冠状动脉造影

1 个月后复查，LDL-C 降至 0.71mmol/L（表 27-3），冠状动脉造影显示 LMT 正常、
LAD 支架内无再狭窄。再 1 个月后复查冠状动脉造影显示 LCX 支架内无再狭窄、RCA $2^{\#}$
CTO，并行 PCI（于 RCA $3^{\#}$ 植入 Firebird 支架 2.75mm×33mm）。

表 27-3　血脂变化情况

日期	TC/ （mmol·L^{-1}）	TG/ （mmol·L^{-1}）	LDL-C/ （mmol·L^{-1}）	HDL-C/ （mmol·L^{-1}）	Lp（a）/ （mg·L^{-1}）
2021 年 5 月	4.68	1.55	2.77	1.11	716
2021 年 6 月	2.28	1.61	0.71	1.15	391

注：TC，总胆固醇；TG，甘油三酯；LDL-C，低密度脂蛋白胆固醇；HDL-C，高密度脂蛋白胆固醇；
Lp（a），脂蛋白 a。

【讨论与总结】

降低复杂冠心病患者未来事件发生风险，强化降脂是关键，PCSK9i 成为重要选项。

介入治疗是局部治疗，复杂冠心病患者常有数个非罪犯斑块需要持续关注。强化降脂作为全身性治疗，应该贯穿整个治疗过程，复杂的冠心病患者也是超高危患者，建议 LDL-C 降至 1.4mmol/L 以下（2 年内发生多次事件者降至 1.0mmol/L 以下），依洛尤单抗是降脂治疗的重要手段。

PCSK9 也可能在动脉粥样硬化性斑块发展的多个步骤中发挥着重要作用，PCSK9i 除降脂外的其他作用值得进一步研究探讨。

（张波）

病例 28

尽早启用，贯穿始终 PCSK9i+DCB 在开口 de novo 病变中的应用

摘要

36 岁年轻女性冠心病患者，运动心电图提示心肌缺血，冠状动脉造影提示 LAD 口部 80% 狭窄。接受药物涂层球囊（DCB）预处理后，患者联合 PCSK9i 依洛尤单抗治疗，其 LDL-C 快速达标，并长期维持稳定，冠状动脉硬化斑块较前逆转。专家对病例进行点评，充分肯定了 PCSK9i 在强化降脂、稳定斑块方面的效果，并表示尽早、长期使用 PCSK9i 可显著改善患者预后。

患者女性，36 岁，因"活动后胸闷、胸痛 4 个月，加重 10 天"于 2022 年 2 月入院。自诉 4 个月前于体力活动后出现胸闷、胸痛，无放射痛，休息后可缓解。15 天前上诉症状加重，求治于我院。既往无基础疾病，否认冠心病家族史。查体无阳性体征。

辅助检查：静息心电图显示 $V_1 \sim V_3$ 导联 T 波倒置。超声心动图显示心内结构及血流大致正常。心电图运动负荷试验显示 V_2、V_3、aVL、aVR 导联 ST 段抬高；Ⅱ、Ⅲ、aVF 导联 ST 段压低。冠状动脉 CT 见 LAD 狭窄病变。冠状动脉造影提示 LAD 口部 80% 狭窄。超敏 CRP、类风湿分子、抗中性粒细胞胞质抗体（ANCA）、抗 Sm 抗体、抗核抗体、抗双链 DNA 抗体等大致正常。

结合病史、体格检查及辅助检查结果，初步诊断为冠状动脉粥样硬化性心脏病、不稳定型心绞痛。患者于 2022 年 2 月 9 日行冠状动脉造影，提示 LAD 口部 80% 狭窄；结合 OCT 检查，需要植入支架，最小管腔面积（MLA）为 2.26mm²（图 28-1）。经过双导丝 DCB 处理后，MLA 增至 6.48mm²。术后患者症状明显缓解。药物治疗方面，给予阿司匹林肠溶片 100mg、1 次/d 口服联合替格瑞洛 60mg、2 次/d 口服抗血小板；阿托伐他汀钙片 20mg、1 次/d 口服降脂稳定斑块；尼可地尔 5mg、3 次/d 口服抗心绞痛，依洛尤单抗 140mg、1 次/20d 皮下注射降 LDL-C。出院后患者规律用药。

患者治疗 7 个月后复查血脂，LDL-C 由 2.08mmol/L 降至 0.91mmol/L（图 28-2），降幅超过 50%。与之前冠状动脉造影和 OCT 结果相比，LAD 狭窄较前改善（图 28-3）。患者活动后胸痛、胸闷症状也明显好转。

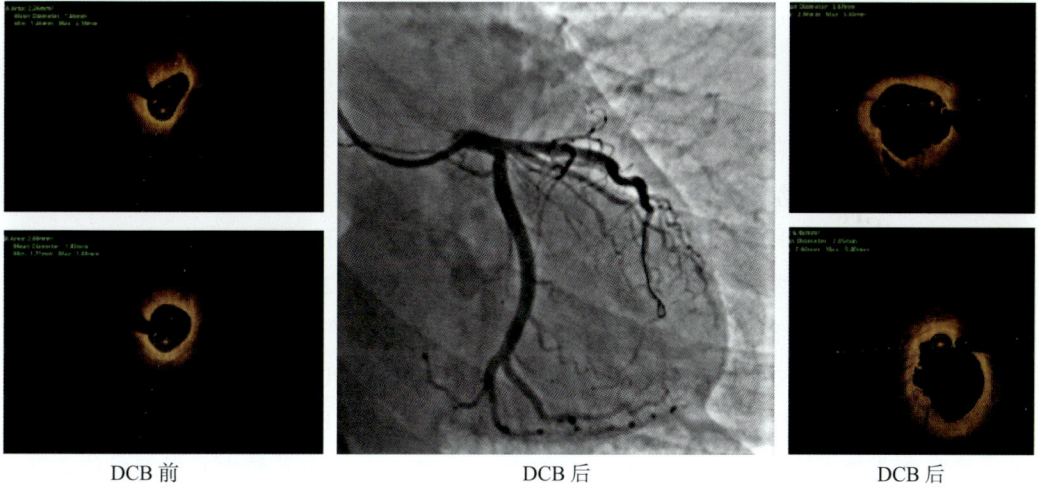

DCB 前 　　　　　　 DCB 后 　　　　　　 DCB 后

图 28-1　冠状动脉造影

LAD 口部 80% 狭窄，OCT 提示 MLA 为 2.26mm^2。

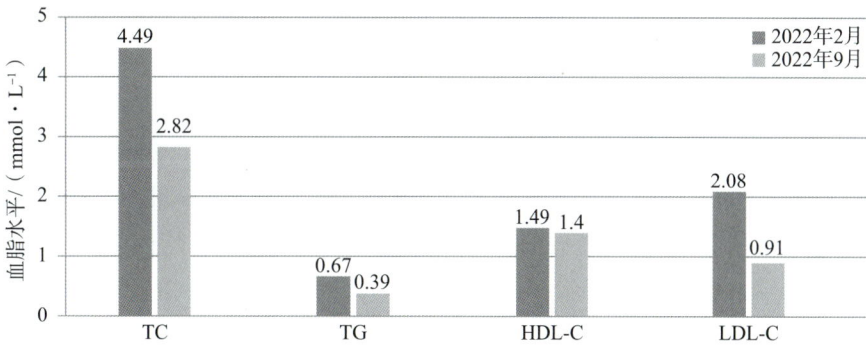

图 28-2　血脂变化

TC，总胆固醇；TG，甘油三酯；HDL-C，高密度脂蛋白胆固醇；LDL-C，低密度脂蛋白胆固醇。

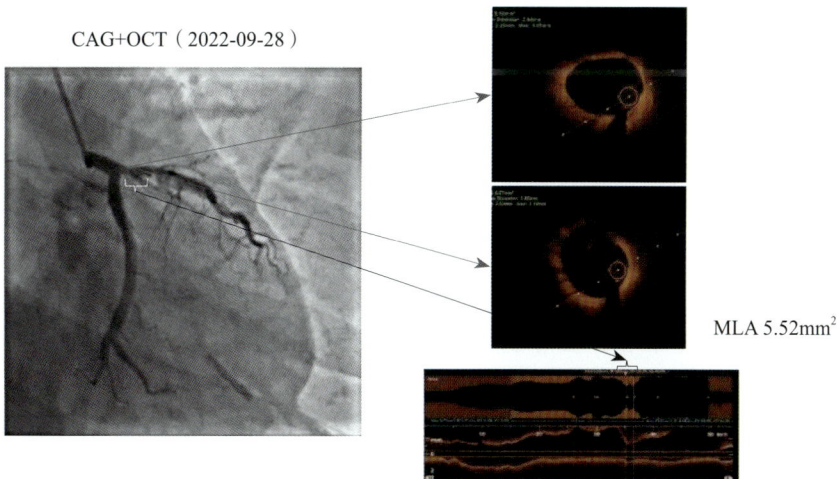

CAG+OCT（2022-09-28）

MLA 5.52mm^2

图 28-3　CAG+OCT（2022-09-28）

【讨论与总结】

　　患者系年轻女性，诊断为冠心病、不稳定型心绞痛。该患者属于超高危 ASCVD 人群，LDL-C 的干预靶标为 1.4mmol/L 以下且较基线降幅超过 50%。该患者使用他汀类药物联合 PCSK9i 依洛尤单抗后，LDL-C 达标，降幅明显，且维持于目标水平。7 个月后复查，LDL-C 仍维持较低水平，冠状动脉斑块稳定，患者预后得到改善。

　　迄今，依洛尤单抗的降脂疗效已经得到广泛证明。2022 年发表的 HUYGENS 研究显示，在 NSTEMI 患者中，在他汀类药物治疗的基础上加用依洛尤单抗第 50 周时，他汀类药物 + 依洛尤单抗组 LDL-C 较安慰剂组显著降低，LDL-C 低于 1.4mmol/L 的患者达到 86.4%；他汀类药物 + 依洛尤单抗组最小纤维帽厚度（FCT）自基线的增幅，显著优于他汀类药物 + 安慰剂组（42.7μm *vs.* 21.5μm），约为他汀类药物 + 安慰剂组的 2 倍。对于富脂斑块，对比安慰剂，使用依洛尤单抗后，最小 FCT（24.6μm *vs.* 40.6μm）、脂质弧（-31.9° *vs.* -61.9°）和脂质长度（-3.3mm *vs.* -5.8mm）均有改善。在减少斑块体积方面，第 50 周时，与他汀类药物 + 安慰剂组相比，他汀类药物 + 依洛尤单抗组的斑块体积百分比（-0.61% *vs.* -2.29%，$P=0.009$）和斑块总体积（-8.9% *vs.* -19%）降幅更大[1]。

　　多中心、随机、双盲、安慰剂对照研究 GLAGOV 研究，从全球 197 家研究中心入选 968 例冠状动脉造影证实的冠状动脉疾病患者，在他汀类药物治疗的基础上，随机给予依洛尤单抗 420mg、1 次 / 月皮下注射（$n=484$）或安慰剂（$n=484$）治疗 76 周，主要终点是基线至第 78 周斑块体积百分比（PAV）变化。结果发现，在他汀类药物治疗的基础上联合依洛尤单抗 78 周，64.3% 患者实现了斑块逆转。GLAGOV 研究探索性分析基线 LDL-C<70mg/dl 的患者，发现在他汀类药物治疗的基础上联合依洛尤单抗 78 周，81.2% 患者实现了冠状动脉斑块逆转[2]。

　　丰富的数据为依洛尤单抗用于 ACS 患者斑块逆转提供了支撑。本例患者使用依洛尤单抗后，复查冠状动脉造影和 OCT，也发现冠状动脉病变得到了逆转。

　　该病例展示了在"介入无植入"理念时代，PCSK9i 大有可为。该患者为年轻女性，早发冠心病，属于超高危 ASCVD 人群，冠状动脉造影提示 LAD 近端严重狭窄，对于大血管病变，支架植入是当前指南推荐最安全的血运重建方式。术前沟通，患者对支架植入存在心理负担，医患沟通后，尝试 DCB 处理。双导丝 + 切割球囊预处理后，OCT 检查提示小夹层，血流 TIMI 3 级，MLA 达 6.48mm²，成功予以 DCB 扩张，术后强化降血脂治疗。7 个月后复查 OCT 提示内膜愈合良好，斑块稳定。目前冠心病呈现年轻化趋势，年轻患者对支架植入心存芥蒂，"介入无植入"符合年轻患者的意愿，平衡患者需求与医疗安全是术者面临的难点。而 PCSK9i 已经证实可早期实现斑块逆转，给"火山"降温，达到降低不良心血管事件风险的目的。

（柳浩　张波）

参考文献

[1] NICHOLLS S J, KATAOKA Y, NISSEN S E, et al. Effect of evolocumab on coronary plaque phenotype and burden in statin-treated patients following myocardial infarction[J]. JACC Cardiovasc Imaging, 2022, 15(7): 1308-1321.

[2] NICHOLLS S J, PURI R, ANDERSON T, et al. Effect of evolocumab on progression of coronary disease in statin-treated patients: the GLAGOV randomized clinical trial[J]. JAMA, 2016, 316(22): 2373-2384.

病例 29

从一例病例看降脂策略的变迁

摘要

　　65岁男性患者，因"不稳定型心绞痛，PCI术后，高血压3级"入院。患者10年间反复因发作性胸痛住院治疗，已行两次PCI，植入2枚支架。患者血糖、血压、甘油三酯均为正常，但冠状动脉造影显示狭窄程度仍较前进展。经过在他汀类药物基础上联合依洛尤单抗的持续治疗后，在近2年的随访中，患者未再发生心绞痛事件，LDL-C水平维持在1.0mmol/L以下，安全性良好，狭窄程度有所改善。上述提示在他汀类药物基础上联合依洛尤单抗可进一步降低LDL-C，实现斑块逆转，降低心血管事件发生风险。

　　患者男性，65岁，因"PCI术后10年，再发胸痛1个月"入院。10年前因阵发性胸痛，多次在我院和外院住院治疗，先后于2010年、2012年两次行PCI，2017年、2018年因再发胸痛住院，并复查冠状动脉造影。既往有高血压病史10年，服用硝苯地平控释片、美托洛尔缓释片降血压，血压控制可。此次入院复查冠状动脉造影，显示LM无狭窄，LAD近段40%狭窄，LCX支架内无再狭窄，RCA中段支架内50%狭窄（图29-1）；IVUS显示RCA支架内狭窄，MLA 6.7mm²。对比既往，LAD近段狭窄程度加重。

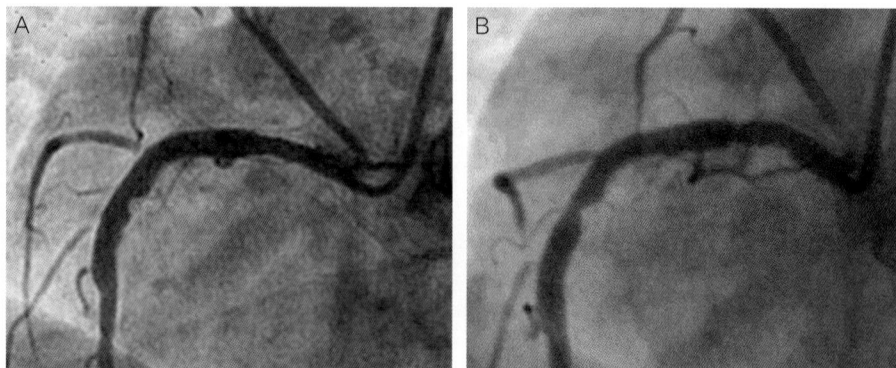

图 29-1　冠状动脉造影
A. 2018年LAD近段40%狭窄；B. 2020年LAD近段50%狭窄。

　　患者 10 年间反复因发作性胸痛住院治疗。既往行 2 次 PCI，依从性良好，但冠状动脉狭窄程度一直在进展。根据当前指南 / 共识，结合患者病史，此患者为超高危 ASCVD 患者。目前患者血糖、血压、甘油三酯均正常，已经戒烟。高剂量他汀类药物 + 依折麦布治疗后，LDL-C 1.37mmol/L，小于目标值 1.4mmol/L，且降幅＞50%。在 LDL-C 勉强达标的情况下，在他汀类药物 + 依折麦布的基础上加用依洛尤单抗，治疗 1 个月后 LDL-C 从 1.37mmol/L 降低至 0.39mmol/L，之后停用依折麦布，使用瑞舒伐他汀 20mg、1 次 /d+ 依洛尤单抗 140mg、2 次 / 月持续治疗。患者 LDL-C 稳定在 0.41 ~ 0.47mmol/L。此后患者未再因心绞痛入院。2022 年 2 月复查冠状动脉造影，显示 LM 无狭窄，LAD 近段 20% ~ 30% 狭窄，LCX 支架内无再狭窄，RCA 中段支架内 20% 狭窄，成功实现斑块逆转（图 29-2，图 29-3 ）。

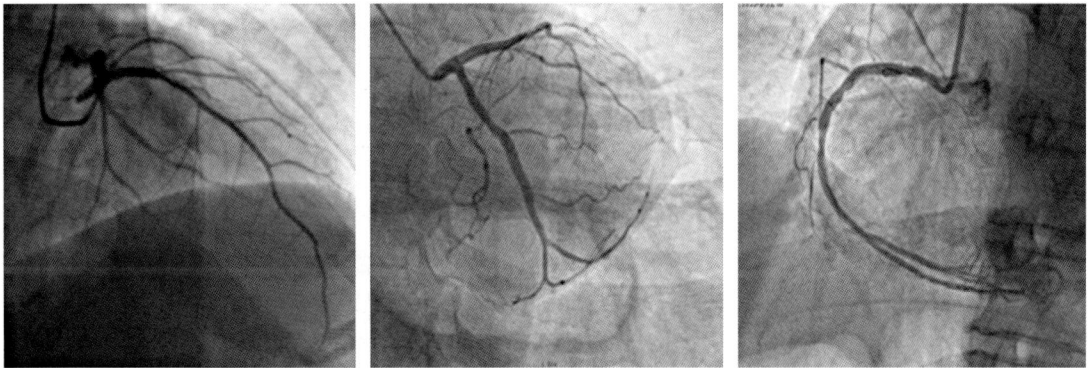

图 29-2　2022 年复查冠状动脉造影

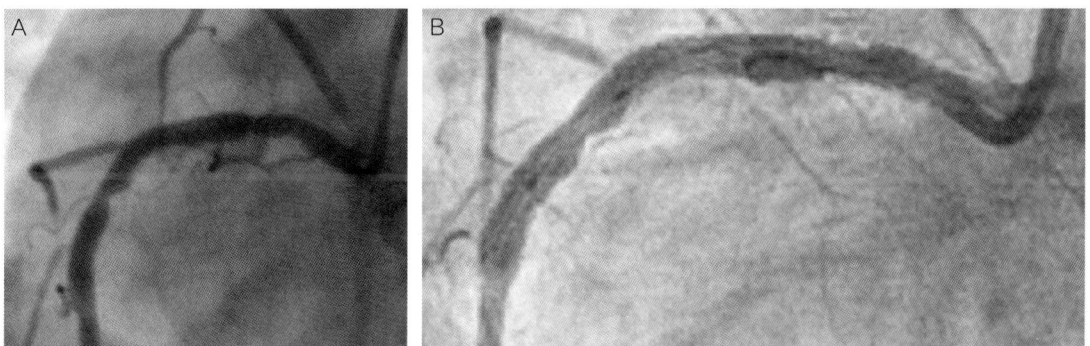

图 29-3　冠状动脉造影对比
A. 2020 年；B. 2022 年。

【讨论与总结】

2018年美国心脏协会（AHA）/美国心脏病学会（ACC）指南从ASCVD中分离出极高危ASCVD，将近期发生ACS（过去12个月内）、MI病史（上面列出的近期ACS事件除外）、缺血性脑卒中病史和症状性外周动脉疾病（PAD）等定义为ASCVD事件。同时将PCI史、高血压等视为ASCVD的高危因素[1]。2019年ESC血脂指南推荐，ASCVD患者的LDL-C水平应至少降低50%，并且LDL-C绝对值应<1.4mmol/L（<55mg/dl）；最大剂量他汀类药物治疗后LDL-C仍未能达标者，推荐加用依折麦布；如4~6周最大剂量他汀类药物联合依折麦布仍未能使LDL-C达标，推荐加用PCSK9i（推荐级别为IB）[2]。2020年CSC专家共识/2019年中国胆固醇教育计划（CCEP）专家建议，对ASCVD患者进一步分层，定义超高危ASCVD患者，并采用了更严格的LDL-C目标值[3]。

大量临床研究也已经证实，斑块逆转与LDL-C水平密切相关。自PCSK9i开始应用于临床，已有多项研究评估了PCSK9i对于斑块的影响。GLAGOV研究表明，在他汀类药物治疗的基础上使用PCSK9i依洛尤单抗，64.3%患者实现了冠状动脉斑块体积逆转[4]。一项回顾性研究发现，ACS后早期使用依洛尤单抗治疗，12周后巨噬细胞等级降低，冠状动脉斑块纤维帽增厚，脂质弧减小，斑块稳定[5]。HUYGENS最新证据提示，在NSTEMI患者中，在他汀类药物治疗的基础上加用依洛尤单抗第50周时，他汀类药物+依洛尤单抗最小纤维帽厚度（FCT）的增加值约为他汀类药物+安慰剂组的2倍，最大脂质弧变化也显著高于他汀类药物+安慰剂组（–57.5 *vs.* –31.4，P=0.04），提高了斑块稳定性[6]。另外，与安慰剂相比，依洛尤单抗治疗耐受性良好，不增加药物治疗不良事件发生风险，兼具了疗效和安全性。基于大量证据，CSC专家共识对于4~6周LDL-C不达标的超高危ASCVD患者的血脂管理作出明确推荐：如果他汀类药物联合依折麦布治疗4~6周LDL-C仍不达标（不能达到LDL-C<1.4mmol/L且较基线降幅≥50%），建议联合PCSK9i治疗；预计他汀类药物联合依折麦布治疗不达标（预计不能达到LDL-C<1.4mmol/L且较基线降幅≥50%）的患者，建议他汀类药物联合PCSK9i治疗[7]。

本例患者从临床实用性角度进一步夯实了超高危ASCVD患者血脂管理方式，强调了血脂达标的重要性以及必要性，同时验证了依洛尤单抗在超高危ASCVD患者血脂管理中的可信赖性，其作用稳定、安全、有效，可迅速使得血脂达到安全范围，从而有效减少心血管不良事件，改善患者预后。另外，大剂量他汀类药物应用时应注意监测其不良反应。如果联合PCSK9i治疗的患者LDL-C长期低于1.0mmol/L，建议定期随访，以便更好地进一步验证依洛尤单抗的长期有效性和安全性。

（孙辉）

参考文献

[1] GRUNDY S M, STONE N J, BAILEY A L, et al. 2018 AHA/ACC/AACVPR/AAPA/ABC/ACPM/ADA/AGS/APhA/ASPC/NLA/PCNA guideline on the management of blood cholesterol: executive summary: a report of the American College of Cardiology/American Heart Association Task Force on clinical practice guidelines[J]. J Am Coll Cardiol, 2019, 73(24): 3168-3209.

[2] MACH F, BAIGENT C, CATAPANO A L, et al. 2019 ESC/EAS guidelines for the management of dyslipidaemias: lipid modification to reduce cardiovascular risk[J]. Eur Heart J, 2020, 41(1): 111-188.

[3] 中国胆固醇教育计划（CCEP）工作委员会，中国医疗保健国际交流促进会动脉粥样硬化血栓疾病防治分会，中国老年学和老年医学学会心血管病分会，等. 中国胆固醇教育计划调脂治疗降低心血管事件专家建议（2019）[J]. 中华内科杂志，2020，59（1）：18-22.

[4] NICHOLLS S J, PURI R, ANDERSON T, et al. Effect of evolocumab on progression of coronary disease in statin-treated patients: the GLAGOV randomized clinical trial[J]. JAMA, 2016, 316(22): 2373-2384.

[5] YANO H, HORINAKA S, ISHIMITSU T. Effect of evolocumab therapy on coronary fibrous cap thickness assessed by optical coherence tomography in patients with acute coronary syndrome[J]. J Cardiol, 2020, 75(3): 289-295.

[6] NICHOLLS S J, KATAOKA Y, NISSEN S E, et al. Effect of evolocumab on coronary plaque phenotype and burden in statin-treated patients following myocardial infarction[J]. JACC Cardiovasc Imaging, 2022, 15(7): 1308-1321.

[7] 中华医学会心血管病学分会动脉粥样硬化与冠心病学组，中华心血管病杂志编辑委员会. 超高危动脉粥样硬化性心血管疾病患者血脂管理中国专家共识[J]. 中华心血管病杂志，2020，48（4）：280-286.

PCSK9i 治疗无植入的左前降支病变

摘要

　　41 岁中年女性患者，因"胸痛 1 周，加重 1 天"入院，诊断为急性心肌梗死伴高血压 3 级（极高危）。行冠状动脉造影显示 LAD 近段 70%～80% 狭窄，LCX 近段 30%～40% 狭窄，RCA 远端内膜不光滑。IVUS 显示 LAD 近段最小管腔面积为 $2.62mm^2$，斑块负荷为 79%。针对超高危 ASCVD 人群，再发心血管事件及死亡风险高，且患者基线血脂水平高，他汀类药物联合依折麦布很难使血脂达标，故术后启用 PCSK9i 联合他汀类药物治疗，以迅速降低血脂水平、稳定斑块。随访期间患者血脂水平管控极佳，各项指标均在指南规定范围内，应用依洛尤单抗 5 个月后，TG 由 2.4mmol/L 降至 1.04mmol/L，LDL-C 由 4.26mmol/L 降至 0.51mmol/L。1 年半后，复查冠状动脉造影+IVUS 显示 LAD 近段斑块逆转，斑块由脂质斑块转变为纤维斑块，改善了斑块特征，使斑块趋于稳定。该病例进一步验证了依洛尤单抗稳定和逆转斑块的疗效。依洛尤单抗治疗获益随着时间延长而不断增加，对改善患者临床症状和事件结局都将有极大的益处。

　　患者女性，41 岁，因"胸痛 1 周，加重 1 天"于 2020 年 12 月 30 日入院。既往有高血压病史 2 年余，规律口服药物治疗，控制不佳；否认糖尿病、冠心病病史，否认其他病史及过敏史。父亲因脑出血去世。

　　体格检查：体温 36.2℃，脉搏 86 次/min，呼吸 19 次/min，血压 144/69mmHg，双肺呼吸音清，心率 86 次/min，律齐。

　　辅助检查：心肌标志物检测提示肌钙蛋白 0.442ng/ml；TG 2.40mmol/L，TC 5.80mmol/L，LDL-C 4.26mmol/L；血糖 15.18mmol/L，尿酸 423.0μmol/L。心电图检查提示前壁导联 T 波倒置。B 超结果显示：①双侧颈动脉内-终末增厚并左侧斑块形成；②二尖瓣反流（轻度）；③主动脉瓣反流（轻度）。

　　结合病史、体格检查及辅助检查结果，初步诊断为冠状动脉粥样硬化性心脏病、急性非 ST 段抬高型心肌梗死、心功能Ⅱ级（Killip 分级）、高血压 3 级（极高危）、2 型糖尿病。入院后第 7 天行冠状动脉造影检查，显示 LCX 近中段狭窄 20%～30%，LAD 近段狭窄 70%～90%，RCA 远端内膜不光滑。IVUS 显示距离 LAD 开口 13mm 处最小管腔面积为 $2.62mm^2$，斑块负荷为 79%（图 30-1）。因患者拒绝支架植入术，选择强化药物保守治疗。

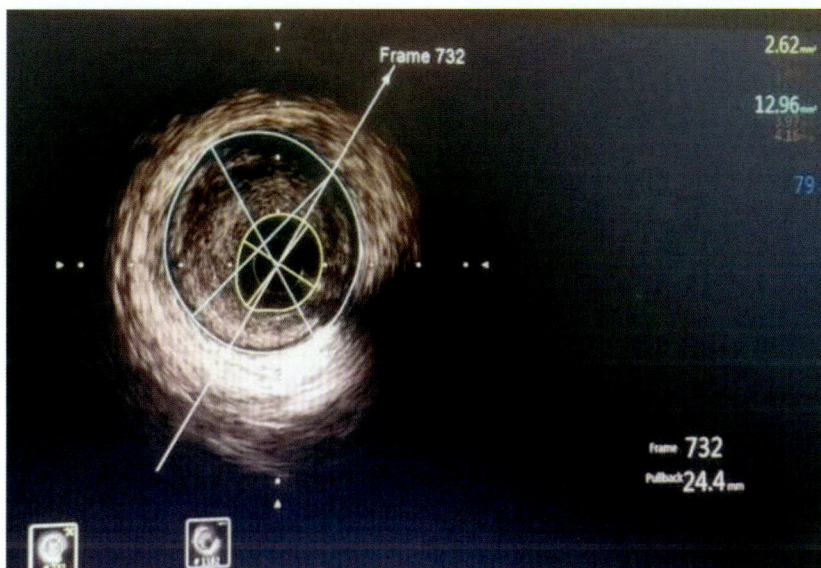

图 30-1　血管内超声

住院治疗策略：该患者属于超高危患者，应进行强化干预，以最大限度降低心血管事件发生风险。药物治疗：①抗血小板：阿司匹林肠溶片 100mg、1 次 /d 口服，替格瑞洛片 90mg、2 次 /d 口服；②调脂稳定斑块：瑞舒伐他汀钙片 10mg、1 次 / 晚口服，依洛尤单抗注射液 140mg、1 次 /2 周皮下注射；③扩张冠状动脉、抑酸保护胃黏膜、改善微循环、营养心肌、改善心肌代谢等对症治疗。

2021 年 5 月 20 日随访：①症状改善：患者在出院前 2 周有胸痛症状，应用依洛尤单抗注射液后症状消失；②血脂：TC 1.95mmol/L，TG 1.04mmol/L，LDL-C 0.51mmol/L。建议患者依洛尤单抗注射液至少使用 1 年，稳定逆转斑块，降低心血管事件发生，1 年后再次行冠状动脉造影加 IVUS 检查。

2022 年 5 月 31 日为进一步明确冠状动脉病变变化，再次入院。复查冠状动脉造影显示 LCX 近中段狭窄 20%～30%，LAD 近段狭窄 70%～80%，RCA 远端内膜不光滑。IVUS 显示距离 LAD 开口 13mm 处最小管腔面积为 4.72mm^2，斑块负荷为 59%（图 30-2）。

依据《超高危动脉粥样硬化性心血管疾病患者血脂管理中国专家共识》对超高危患者的定义，该患者属于超高危 ASCVD，基础血脂 LDL-C 4.26mmol/L，预计他汀类药物联合依折麦布不能达标。遂直接给予他汀类药物联合依洛尤单抗治疗。

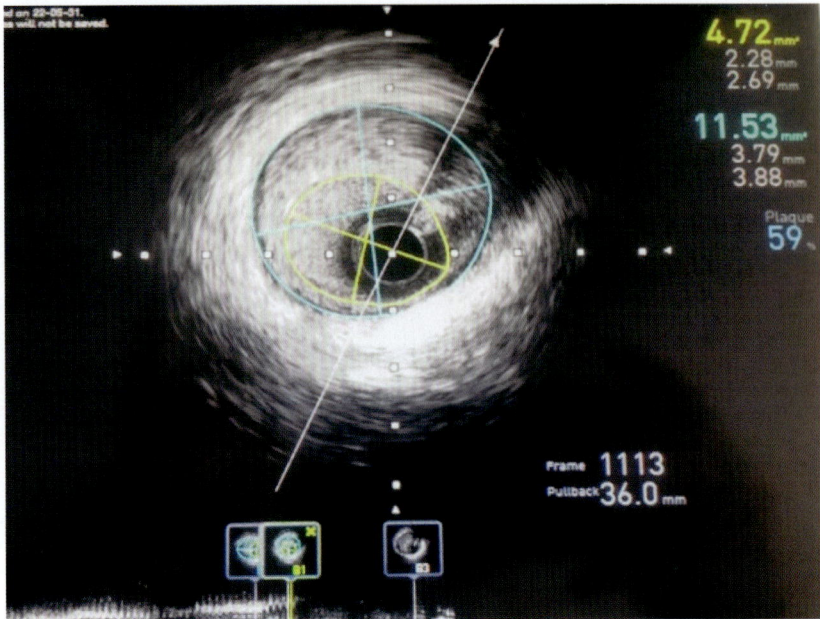

图 30-2　血管内超声

【讨论与总结】

　　该病例为一例较年轻的女性患者，合并高血压、糖尿病等高危因素，根据《超高危动脉粥样硬化性心血管疾病患者血脂管理中国专家共识》对超高危患者的定义[1]，该患者属于超高危 ASCVD，需要强化降脂治疗。加之患者拒绝植入支架治疗，存在较高的猝死风险。在支架植入与药物治疗风险的沟通评估下，为了稳定并逆转斑块、降低风险，给予患者他汀类药物联合依洛尤单抗治疗。在随访的过程中，患者自述用药后 2 周胸痛症状消失。另外，LDL-C 水平由原来的 4.26mmol/L 降到了 0.51mmol/L，主要靶目标值达到了共识要求的 1.4mmol/L 且较基线水平下降 50%。

　　GLAGOV 研究结果显示，加用依洛尤单抗治疗 76 周后，64.3% 患者实现冠状动脉斑块逆转[2]。在基线 LDL-C<70mg/dl 的亚组中，依洛尤单抗使 81.2% 患者冠状动脉斑块逆转。PAV 体积减小，必然会带来 MACE 发生风险的下降。荟萃分析显示，斑块体积的变化与 MACE 的发生有明确相关性，PAV 每减小 1%，MACE 发生风险约降低 23%[3-4]。通过长期的强化降脂，随访患者再次行冠状动脉造影加 IVUS，前后对照确定实现了斑块逆转。

（蒋洪强）

参考文献

[1] 中华医学会心血管病学分会动脉粥样硬化与冠心病学组，中华心血管病杂志编辑委员会. 超高危动脉粥样硬化性心血管疾病患者血脂管理中国专家共识 [J]. 中华心血管病杂志，2020，48（4）：280-286.

[2] NICHOLLS S J, PURI R, ANDERSON T, et al. Effect of evolocumab on progression of coronary disease in statin-treated patients: the GLAGOV randomized clinical trial[J]. JAMA, 2016, 316(22): 2373-2384.

[3] YANO H, HORINAKA S, ISHIMITSU T. Effect of evolocumab therapy on coronary fibrous cap thickness assessed by optical coherence tomography in patients with acute coronary syndrome[J]. J Cardiol, 2020, 75(3): 289-295.

[4] BHINDI R, GUAN M, ZHAO Y, et al. Coronary atheroma regression and adverse cardiac events: a systematic review and meta-regression analysis[J]. Atherosclerosis, 2019, 284: 194-201.

病例 31

超高危 ASCVD 患者应用依洛尤单抗后极低 LDL-C 的安全性及应用探索

摘要

55 岁男性患者，因"间断胸闷、胸痛 1 年余，再发 3 天"入院，1 年余前入院后查 LDL-C 2.94mmol/L，心电图大致正常，考虑为不稳定型心绞痛，冠状动脉造影提示冠状动脉三支病变，行 PCI，PDA、RCA 中段病变处各植入 1 枚药物洗脱支架（DES），LAD-CTO 未处理；术后启用 PCSK9i 联合他汀类药物治疗，7 天后复查 LDL-C 0.29mmol/L，未规律应用 PCSK9i。3 天前因"再发胸痛、胸闷"入院，查 LDL-C 1.29mmol/L，冠状动脉造影提示 LAD-CTO 以及 RCA 中远段新发病变，于 RCA 病变处应用 1 枚 DCB，LAD-CTO 成功开通后应用 3 枚 DCB，规律应用 PCSK9i，14 天后查 LDL-C 0.13mmol/L，20 天后查 LDL-C 0.64mmol/L，3 个月后查 LDL-C 0.42mmol/L。3 个月后复查冠状动脉造影显示 LAD 血管床较前改善，患者无明显不适。该病例提示，对于 2 年内发生 ≥2 次 MACE 的超高危 ASCVD 患者，应用依洛尤单抗后极低 LDL-C 是安全、有效的。

患者男性，55 岁，因"间断胸闷、胸痛 1 年余，再发 3 天"入院。1 年余前无明显诱因出现胸闷、胸痛，胸痛主要位于胸骨后，呈压榨样，持续 3~5 分钟，休息后缓解，未在意。后再次发作时至当地医院行 CAG，显示 LAD 闭塞，LCX 狭窄约 30%，RCA 中远段狭窄 85%，PDA 狭窄约 80%（图 31-1）；给予阿司匹林、氯吡格雷、瑞舒伐他汀等药物治疗后转至我院，于 2021 年 4 月 19 日行 PCI，PDA、RCA 中段病变处各植入 1 枚 DES（图 31-2），LAD-CTO 未处理；术后恢复良好，院外规律口服阿司匹林、替格瑞洛、瑞舒伐他汀、美托洛尔等药物。3 天前再发活动后胸闷、胸痛，口服药物效果欠佳。既往有高血压病史 3 年余，血压最高达 150/95mmHg，口服氨氯地平治疗，血压控制可；否认糖尿病、脑血管病病史；否认吸烟、饮酒史。

体格检查：血压 122/79mmHg，双肺呼吸音清，未闻及明显干、湿啰音。心界不大，心率 69 次/min，律齐，各瓣膜听诊区未闻及杂音。肝、脾肋下未触及。双下肢无水肿。

辅助检查：心电图大致正常；超声心动图显示 EF 64%，左心室舒张功能下降。LDL-C 1.29mmol/L。

结合病史、体格检查及辅助检查结果，初步诊断为：①冠心病，不稳定型心绞痛，冠

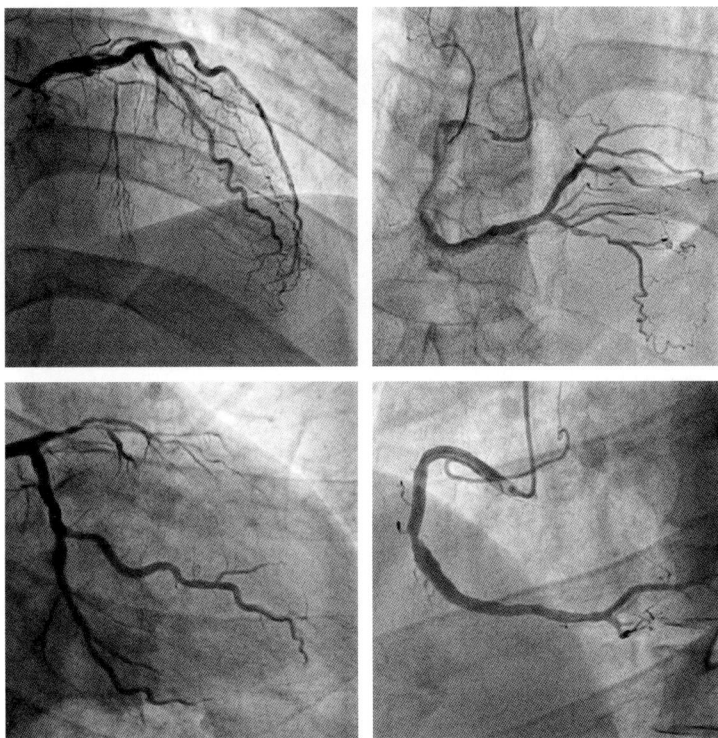

图 31-1　2021 年 4 月 19 日冠状动脉造影

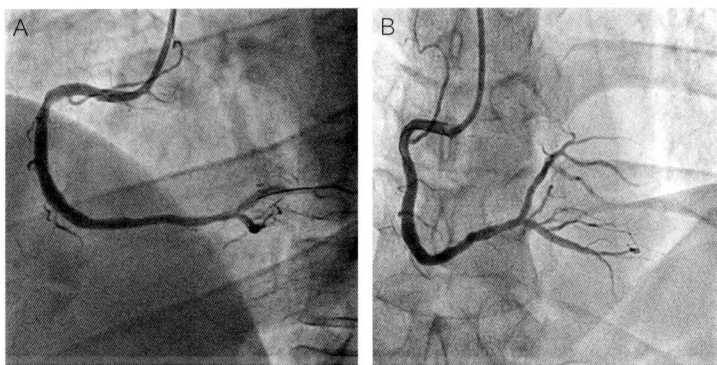

图 31-2　PCI 术后

A. RCA：植入 Resolute Integrity 4.0mm×15mm 支架；B. PDA：植入 Excrossal 2.25mm×19mm 支架。

状动脉支架植入术后状态，PTCA 术后，心功能 Ⅱ 级；②高血压 1 级（很高危）。冠状动脉造影（2022-04-29）显示 LAD-CTO，RCA 中远段新发病变，于 RCA 病变处应用 1 枚 DCB，LAD-CTO 成功开通后应用 3 枚 DCB，LAD 血管床萎缩（图 31-3）。考虑患者 2 年内发生 ≥2 次 MACE，据 2020 年 CSC 专家共识推荐考虑将 LDL-C 降至 1.0mmol/L（40mg/dl）以下且较基线降幅超过 50%，患者长期规律应用他汀类药物降脂，LDL-C 1.29mmol/L 仍不达标，术后联合应用 PCSK9i，14 天后查 LDL-C 0.13mmol/L，20 天后查 LDL-C 0.64mmol/L，

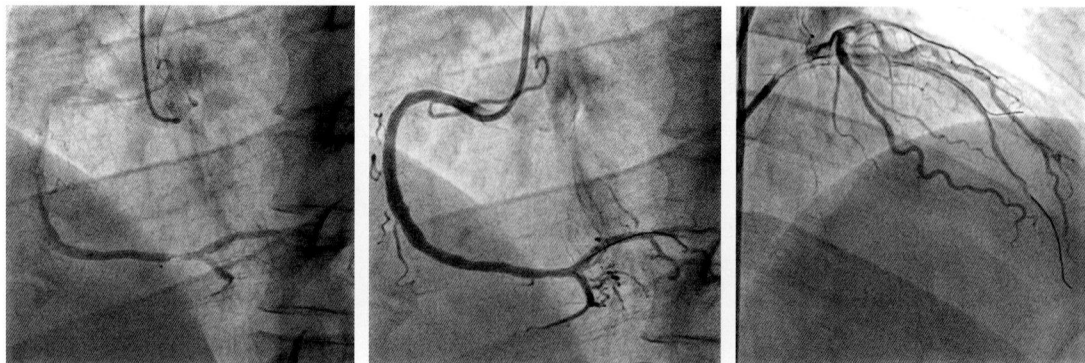

图 31-3　2022 年 4 月 29 日冠状动脉造影提示右冠状动脉新发病变

于 RCA 病变处应用 1 枚 DCB，规格为 2.75mm×20mm；LAD-CTO 成功开通后应用 3 枚 DCB，规格分别为 2.0mm×40mm、2.5mm×40mm、3.0mm×25mm，血管床萎缩。

为防止 LDL-C 降至过低，将依洛尤单抗使用频率调整至每 3 周 1 次皮下注射，3 个月后查 LDL-C 0.42mmol/L。3 个月后复查冠状动脉造影（2022-07-22）显示 LAD 血管床较前改善（图 31-4），患者无明显不适。

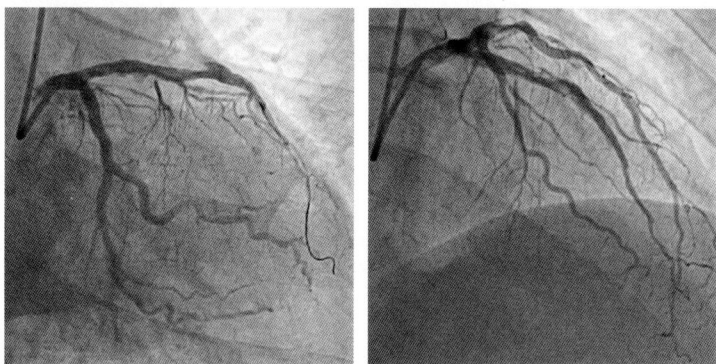

图 31-4　2022 年 7 月 22 日冠状动脉造影
LAD 血管床较前改善。

【讨论与总结】

　　患者系中年男性，既往有高血压病史，冠状动脉造影提示冠状动脉多支血管病变，属于超高危 ASCVD 患者，2020 年 CSC 专家共识推荐超高危 ASCVD 患者将 LDL-C 降至<1.4mmol/L 且降幅≥50%；对于 2 年内发生≥2 次 MACE 的患者，可考虑 LDL-C 降至 1.0mmol/L（40mg/dl）以下且较基线降幅超过 50%[1]。该患者单用他汀类药物降脂，LDL-C 不达标，联合依洛尤单抗后出现极低 LDL-C，3 个月后查 LDL-C 0.42mmol/L，复查冠状动脉造影显示 LAD 血管床较前改善，患者无明显不适。

　　然而，有关极低水平 LDL-C 的安全性尚存在争议：正方观点认为强力降低 LDL-C 能够进一步降低不良事件的发生风险，具有实际意义；反方观点认为强力降低 LDL-C 有安全性风险，不值得推广。FOURIER 研究[2] 中所有入组患者治疗 4 周后，10% 患者（绝大多数为依洛尤单抗治疗患者）LDL-C 低于 0.5mmol/L（20mg/dl）；研究发现，当 LDL-C 进一步下降至 0.5mmol/L 以下，不增加不良事件发生率；且与 LDL-C≥100mg/dl 的患者相比，LDL-C 降至<10mg/dl 的患者心血管获益更显著；LDL-C 降至<10mg/dl，安全性依然良好。FOURIER-OLE 研究[3] 也证实，长期维持（7~8 年）LDL-C 至 29mg/dl 以下，安全性良好。极低 LDL-C 水平即 LDL-C<1.0mmol/L（40mg/dl）的患者，目前的研究尚未发现极低 LDL-C 水平与低或正常 LDL-C 水平的不良事件发生率之间存在差异，因此，2020 年 CSC 专家共识认为将 LDL-C 降至极低水平，总体来看是安全的；但是对于 LDL-C<0.6mmol/L（25mg/dl）的患者，专家组建议可个体化适当调整降脂治疗方案。该患者应用依洛尤单抗 14 天后查 LDL-C 0.13mmol/L，20 天后查 LDL-C 0.64mmol/L，调整依洛尤单抗为每 3 周 1 次 1 支皮下注射，3 个月后查 LDL-C 0.42mmol/L，且患者无明显不适。上述提示，对于 2 年内发生≥2 次 MACE 的超高危 ASCVD 患者，应用依洛尤单抗后极低 LDL-C 是安全、有效的。

（王徐乐）

参考文献

[1] 中华医学会心血管病学分会动脉粥样硬化与冠心病学组，中华心血管病杂志编辑委员会. 超高危动脉粥样硬化性心血管疾病患者血脂管理中国专家共识 [J]. 中华心血管病杂志，2020，48（4）：280-286.

[2] SABATINE M S, GIUGLIANO R P, KEECH A C, et al. Evolocumab and clinical outcomes in patients with cardiovascular disease[J]. N Engl J Med, 2017, 376(18): 1713-1722.

[3] O'DONOGHUE M L, GIUGLIANO R P, WIVIOTT S D, et al. Long-term evolocumab in patients with established atherosclerotic cardiovascular disease[J]. Circulation, 2022, 146(15): 1109-1119.

病例 **32**

依洛尤单抗治疗严重颅内粥样硬化急性脑梗死

摘要

　　老年男性患者，因"言语不清，右侧肢体无力"入院。急诊予以静脉溶栓治疗，同时联合依洛尤单抗 420mg 强化降脂，稳定逆转斑块，LDL-C 从 3.36mmol/L 降低至 0.87mmol/L。治疗 50 天后，磁共振血管成像（MRA）和管壁磁共振成像（MRI）复查显示左侧大脑中动脉（MCA）斑块获得逆转。患者用药期间无再发脑卒中等心血管复合事件。结合相关循证证据，该患者短期内斑块逆转的获益，可能得益于依洛尤单抗的强效降低 LDL-C 作用，也可能在一定程度上改善患者的炎症水平和血小板功能。

　　患者男性，73 岁，以"言语不清，右侧肢体无力"为主诉于 2022 年 4 月 4 日入院，既往有高血压和糖尿病病史，NIHSS 评分为 2 分。

　　实验室检查：血、尿常规及肝肾功能正常；血脂检查显示 TG 1.03mmol/L，TC 4.8mmol/L，HDL-C 0.86mmol/L，LDL-C 3.36mmol/L。

　　入院当天急诊影像学检查见图 32-1 ~ 图 32-3。

　　结合实验室检查和影像学结果，临床诊断为脑梗死、左侧大脑中动脉主干重度狭窄、高血压、2 型糖尿病。急诊予以静脉溶栓治疗，并给予 420mg 依洛尤单抗 + 阿托伐他汀 40mg、1 次 /d 进行强化降脂治疗，同时给予西洛他唑 100mg、2 次 /d 和替格瑞洛 90mg、2 次 /d 进行抗血小板治疗。

　　2022 年 4 月 8 日复查磁共振成像：左侧大脑中动脉（MCA）主干局部管腔重度狭窄，存在不稳定斑块。相关检查结果见图 32-4 ~ 图 32-8。

　　出院时复查血脂，距离首次注射依洛尤单抗的时间为 2 周，与入院时相比，血脂水平明显降低，LDL-C 降至 0.87mmol/L（表 32-1）。

　　2022 年 5 月 28 日复查磁共振成像：左侧大脑中动脉狭窄处管腔显影改善。相关检查结果见图 32-9 ~ 图 32-11。

　　后续治疗建议：长期使用依洛尤单抗，140mg/支、1 次 /2 周或 420mg/月，定期随访。

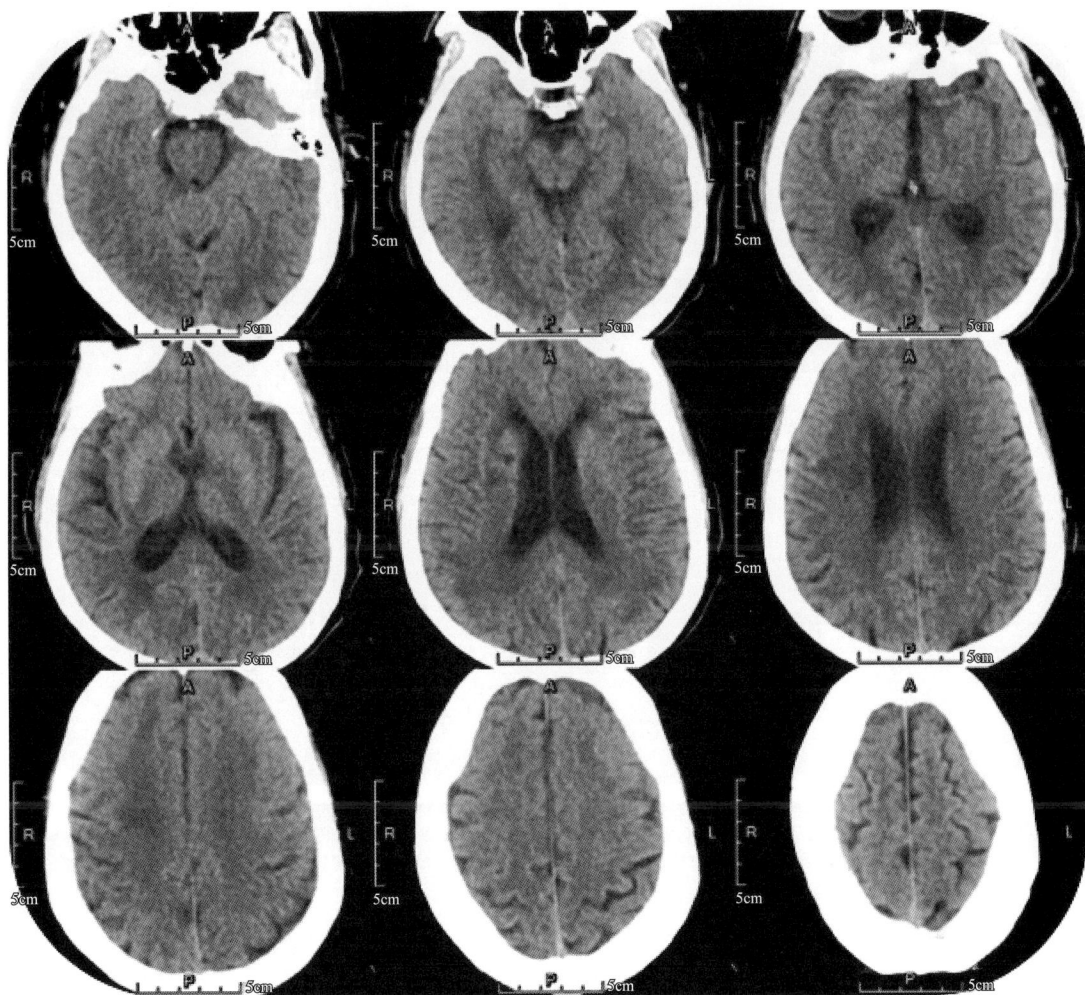

图 32-1　颅脑 CT 平扫

右侧放射冠区陈旧性脑梗死低密度。

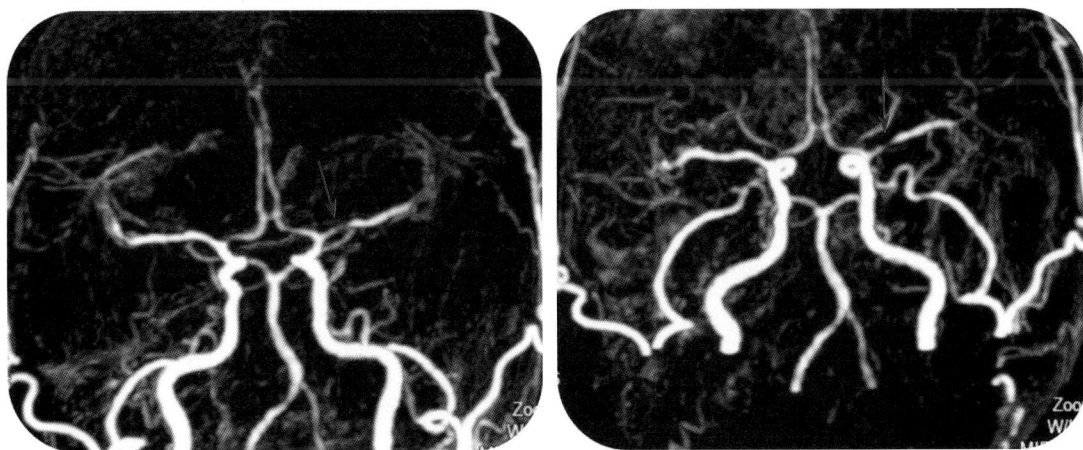

图 32-2　颅脑 CTA

左侧大脑中动脉主干局部管腔重度狭窄（箭头所示）。

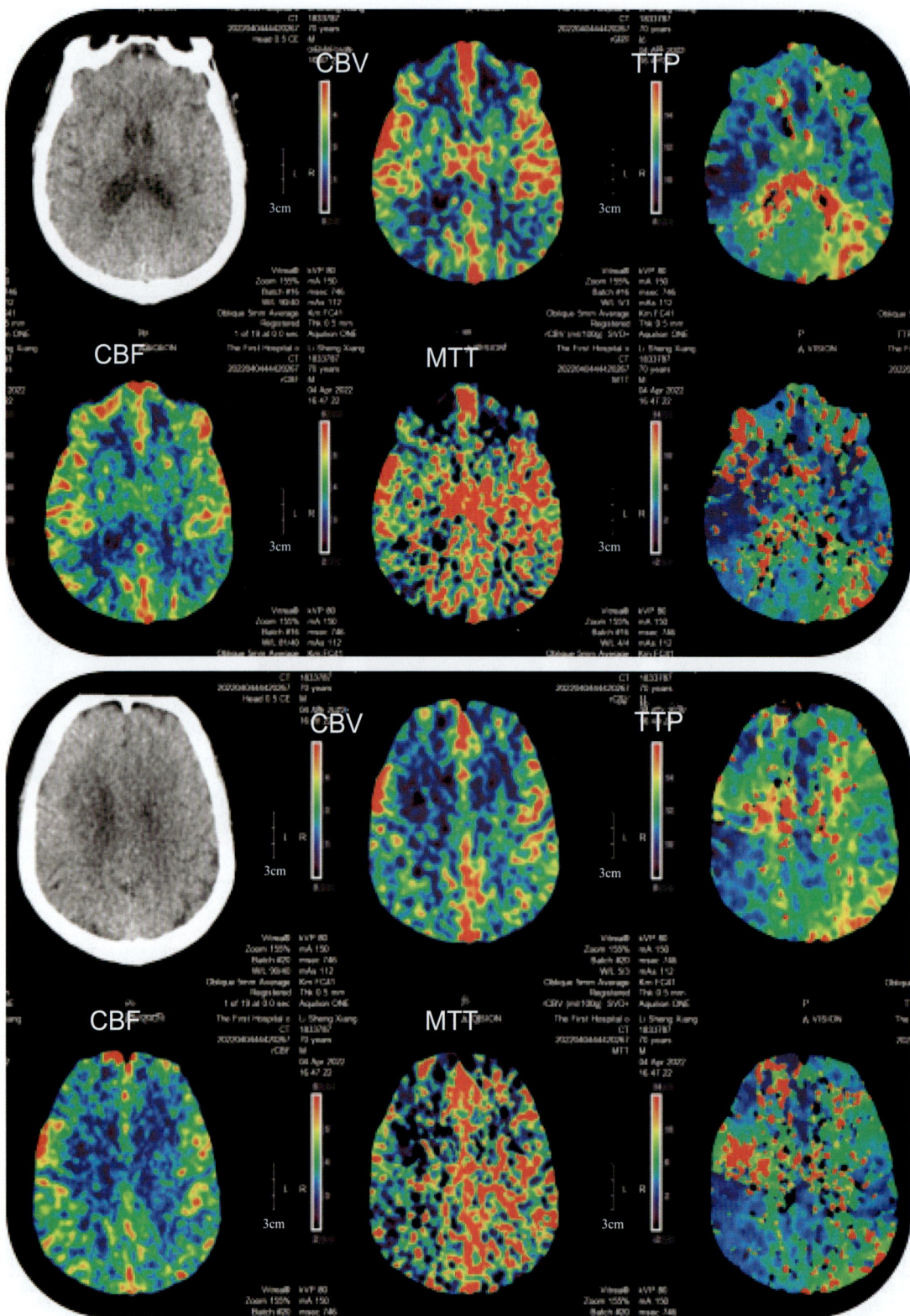

图 32-3　脑 CTP

左侧半球分水岭区 TTP（达峰时间）延长。

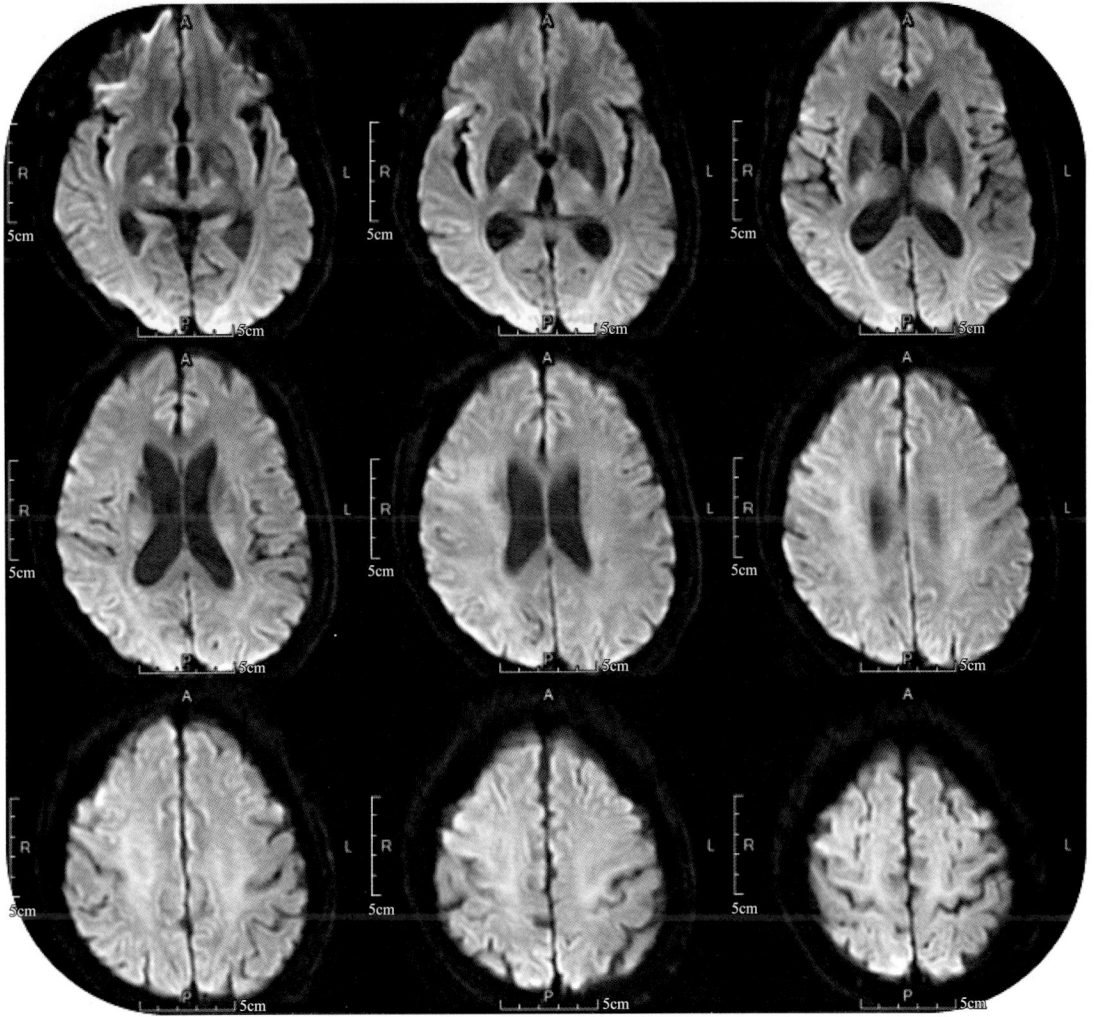

图 32-4　脑 DWI
双侧半球未见急性梗死高信号。

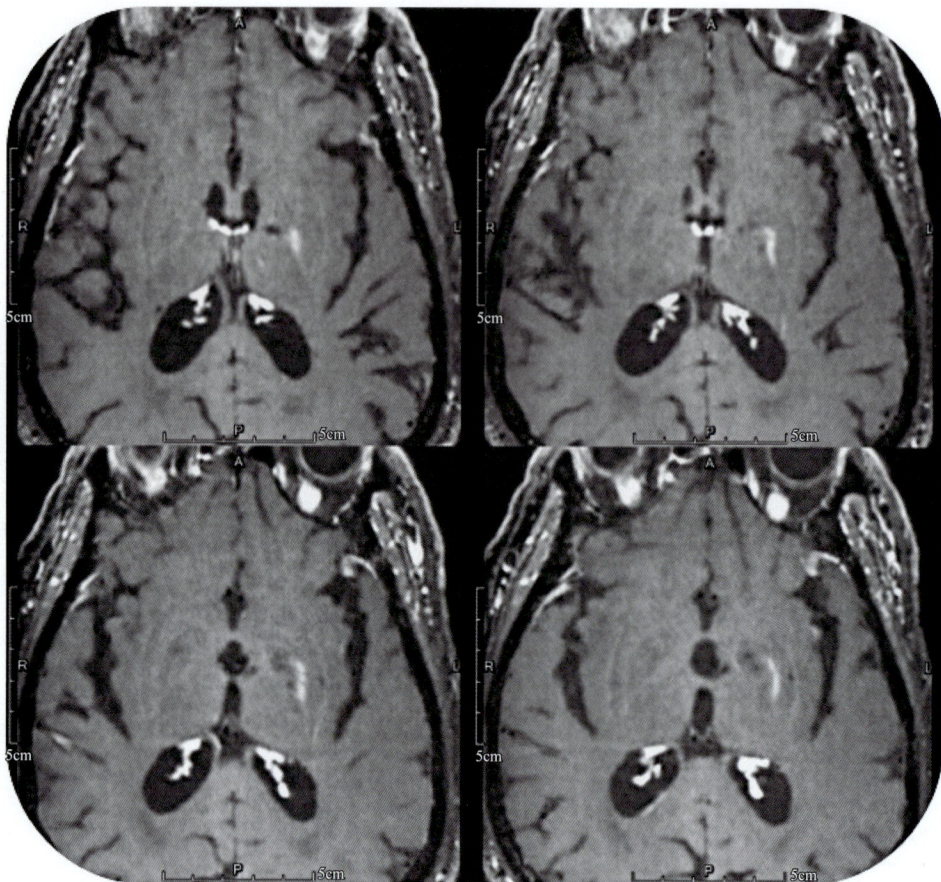

图 32-5　高分辨率 T_1-CUBE 增强扫描重建图像

左侧基底节区小片状增强高信号（提示是急性梗死病灶）。

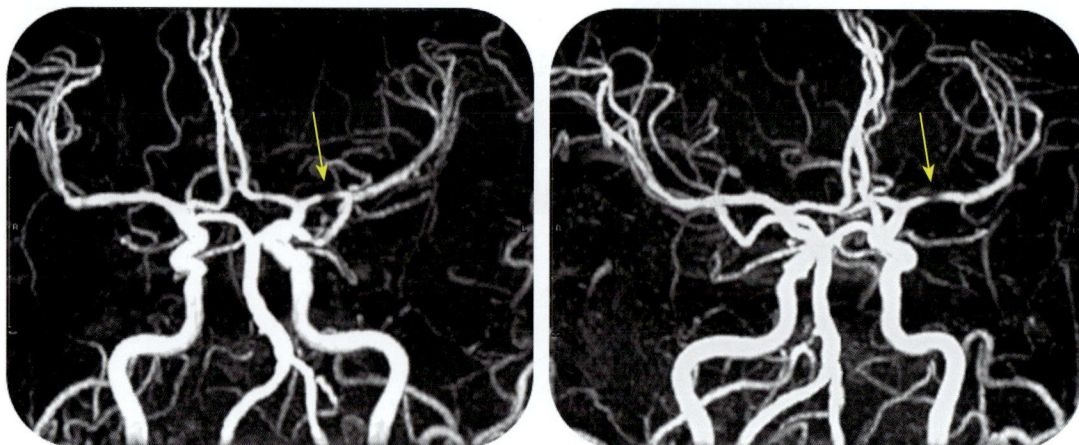

图 32-6　颅脑 TOF-MRA

左侧大脑中动脉主干局部管腔重度狭窄（箭头所示）。

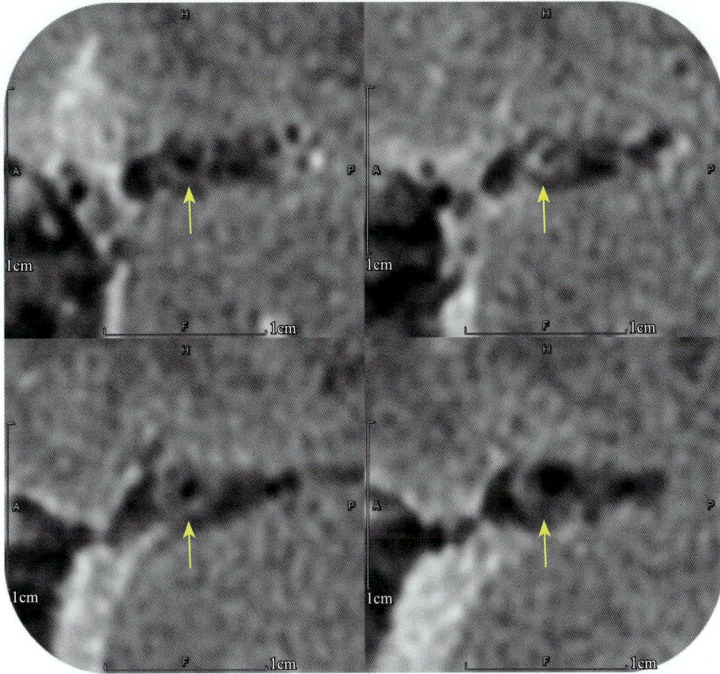

图 32-7　管壁高分辨率 T_2WI（血管断面扫描）

左侧大脑中动脉狭窄部位可见典型斑块所致管壁偏心增厚（箭头所示）。

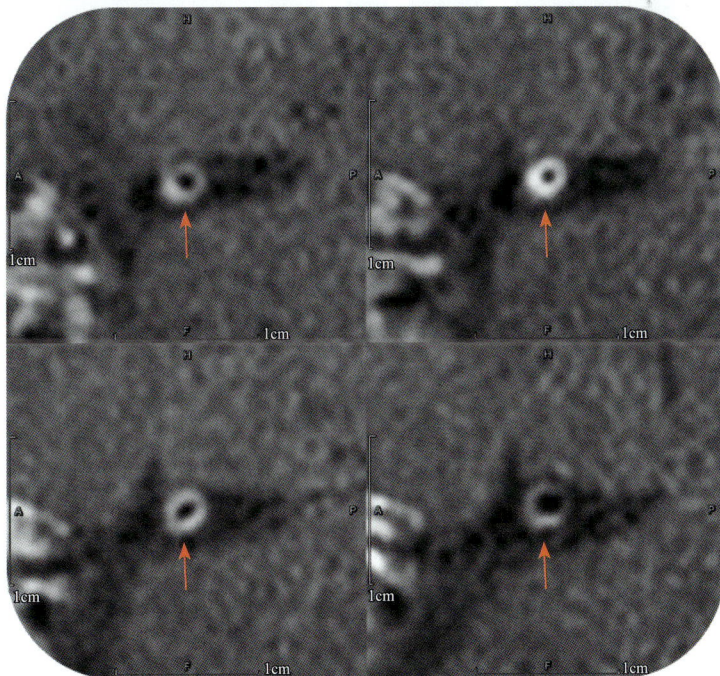

图 32-8　管壁高分辨率 T_1WI 增强（血管断面扫描）

左侧大脑中动脉狭窄部位斑块纤维帽显著强化（提示斑块不稳定）。

表 32-1　血脂变化情况

单位：mmol/L

	2022 年 4 月 5 日	2022 年 4 月 17 日
总胆固醇（TC）	4.80	1.80
甘油三酯（TG）	1.03	0.61
高密度脂蛋白胆固醇（HDL-C）	0.86	0.69
低密度脂蛋白胆固醇（LDL-C）	3.36	0.87

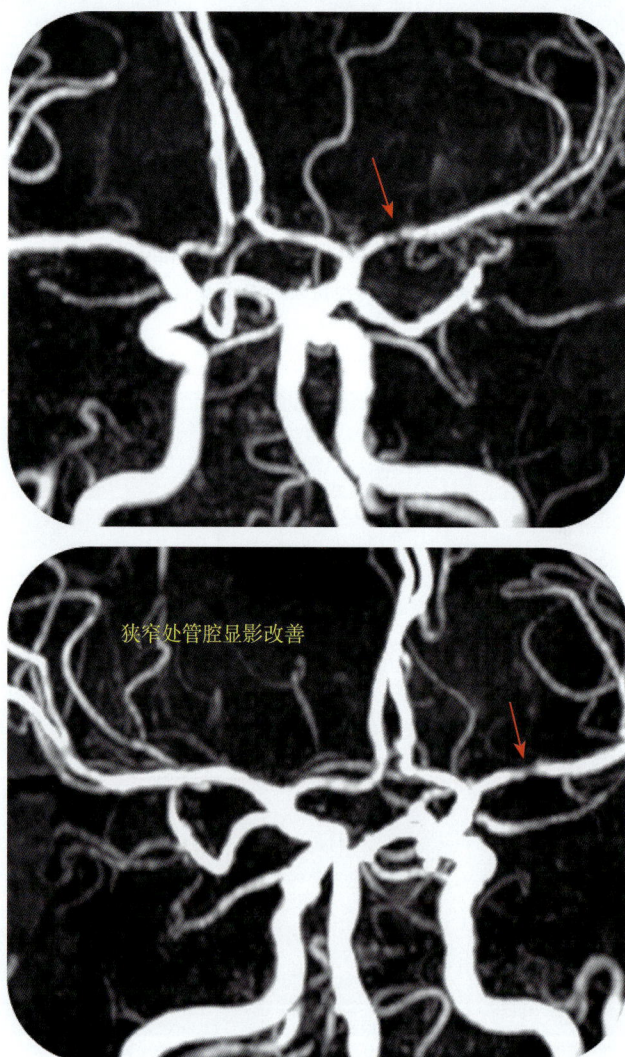

图 32-9　颅脑 TOF-MRA
左侧大脑中动脉主干局部管腔狭窄较前明显缓解（箭头所示）。

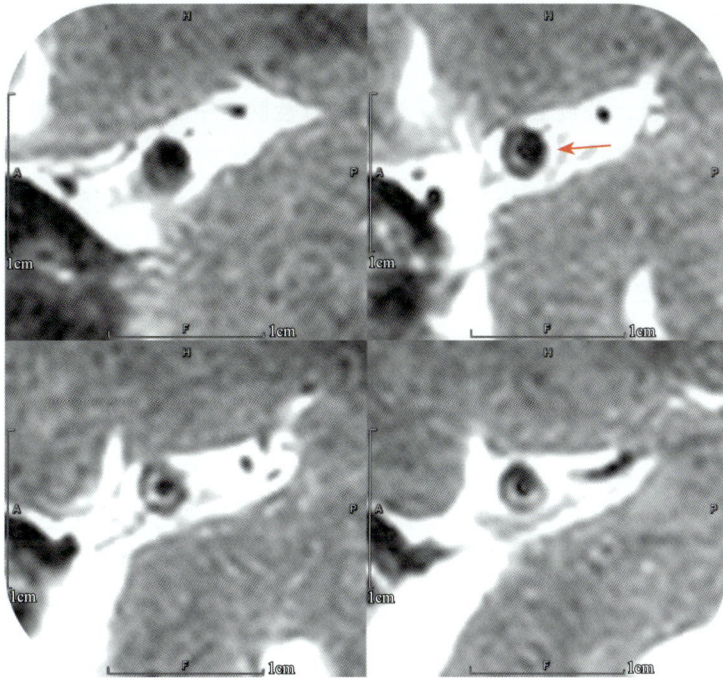

图 32-10　管壁高分辨率 T$_2$WI（血管断面扫描）
左侧大脑中动脉狭窄部位管腔较前明显改善（箭头所示），斑块范围也有缩小。

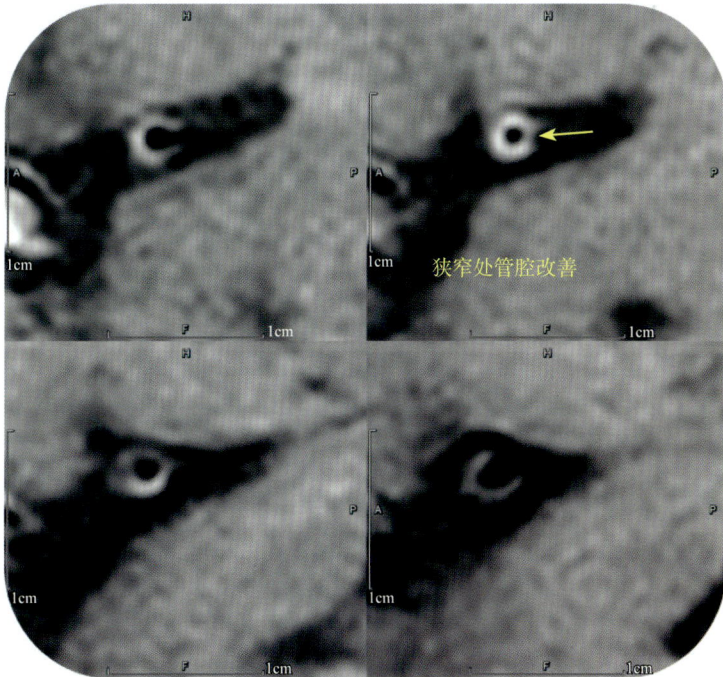

图 32-11　管壁高分辨率 T$_1$WI 增强（血管断面扫描）
左侧大脑中动脉狭窄部位管腔较前明显改善（箭头所示）。

【讨论与总结】

　　患者系中年男性，基线 LDL-C 水平高，缺血性脑卒中伴高血压和糖尿病，属超高危 ASCVD 患者。按照指南推荐，超高危 ASCVD 患者的 LDL-C 应控制至 1.4mmol/L 以下且降幅达 50% 以上[1]。急诊静脉溶栓术未能解决全部血管病变，联合依洛尤单抗 420mg 强化降脂，LDL-C 从 3.36mmol/L 降低至 0.87mmol/L。治疗 50 天后，MRA 和管壁 MRI 复查显示左侧 MCA 斑块获得逆转。患者用药期间无再发脑卒中等心血管复合事件。

　　该患者使用依洛尤单抗后 LDL-C 降低约 74%，依洛尤单抗相关研究证实，可降低 LDL-C 约 60%[2]。日本回顾性 OCT 研究显示，依洛尤单抗治疗 ACS 患者 4 周后即可显著增加斑块纤维帽厚度，达到稳定斑块的作用[3]，为该病例提供了短期用药即可稳定斑块的循证证据。该病例提示缺血性脑卒中患者，急性期可能是稳定 / 逆转颅内症状性斑块的重要治疗窗口期，而急性期胆固醇降低幅度可能是稳定 / 逆转斑块的关键因素所在。当然，目前已有证据证实，PCSK9 在动脉粥样硬化病变炎症中发挥重要作用[4]，如 PCSK9 可导致凝集素样氧化型低密度脂蛋白受体 1（LOX-1）和活性氧（ROS）水平升高，导致内皮细胞炎症和损伤，还能够增强内皮细胞中血管细胞黏附分子 1（VCAM-1）和细胞间黏附分子 1（ICAM-1）的表达，促进循环炎性单核细胞与内皮的黏附；当炎性单核细胞浸润到动脉粥样硬化病变并成熟为巨噬细胞时，PCSK9 可通过降解低密度脂蛋白受体相关蛋白 1（LRP‐1）、LDL-R 和载脂蛋白 E 受体 2（ApoER2），激活 NOD 样受体热蛋白结构域相关蛋白 3（NLRP3）、ATP 结合盒转运子 A1（ABCA1）的下调和 Toll 样受体 4（TLR4）/NF-κB 通路激活，从而促进巨噬细胞引发的炎症等。另有研究证实 PCSK9 可能与血小板的激活相关[5]。葛均波院士团队研究[6]也证实 PCSK9 可通过 CD36 增强血小板活化，促进血栓形成，而依洛尤单抗可降低 PCSK9 的这一作用。基于这些证据，该患者的获益可能与强效降脂、改善炎症和血小板功能等有关。

　　目前尚缺少缺血性脑卒中患者急性期使用依洛尤单抗的循证证据，该病例为缺血性脑卒中患者急性期的临床诊疗带来新的思路。本病例还很好地展现了管壁 MRI 在监测颅内斑块治疗反应方面的独特价值。

（陈红兵）

参考文献

[1]　中华医学会心血管病学分会动脉粥样硬化与冠心病学组，中华心血管病杂志编辑委员会．超高危动脉粥样硬化性心血管疾病患者血脂管理中国专家共识 [J]．中华心血管病杂志，2020，48（4）：280-286.

[2]　SABATINE M S, GIUGLIANO R P, KEECH A C, et al. Evolocumab and clinical outcomes

in patients with cardiovascular disease[J]. N Engl J Med, 2017, 376(18): 1713-1722.

[3] YANO H, HORINAKA S, ISHIMITSU T. Effect of evolocumab therapy on coronary fibrous cap thickness assessed by optical coherence tomography in patients with acute coronary syndrome[J]. J Cardiol, 2020, 75(3): 289-295.

[4] TANG Z H, LI T H, PENG J, et al. PCSK9: a novel inflammation modulator in atherosclerosis?[J]. J Cell Physiol, 2019, 234(3): 2345-2355.

[5] PASTORI D, NOCELLA C, FARCOMENI A, et al. Relationship of PCSK9 and urinary thromboxane excretion to cardiovascular events in patients with atrial fibrillation[J]. J Am Coll Cardiol, 2017, 70(12): 1455-1462.

[6] QI Z, HU L, ZHANG J, et al. PCSK9 (proprotein convertase subtilisin / kexin 9) enhances platelet activation, thrombosis, and myocardial infarct expansion by binding to platelet CD36[J]. Circulation, 2021, 143(1): 45-61.